La Dieta de los Asteriscos

Paty Rivera

Paty Rivera

Agradecimiento

En primer lugar, quisiera agradecerte a ti, Jesús, mi Dios y mi maestro, por guiarme en el camino para descubrir, día con día, que los alimentos que diseñaste son el mejor combustible para hacer funcionar a su máxima capacidad este organismo tan maravilloso que nos regalaste.

Agradezco a mi esposo Renán, por su amor incondicional, por ser mi mejor amigo, y por lo feliz que ha sido mi vida a su lado.

A mis hijos, Paulina, Andrés y Mariana, por haberme dado la capacidad de amar, por apoyarme siempre y transmitirme su ejemplo de alegría, entusiasmo y tenacidad.

A mi nieto Santiago que me enseña a disfrutar cada momento.

A mis padres por ser una inspiración en mi vida, por su entrega total y constante.

A mis hermanos, compañeros entrañables.

A mis amigos, los hermanos que la vida me dió.

Indice

Prólogo

Vivimos en un mundo acelerado, donde nos falta tiempo para cuidar nuestra salud, lo que plantea la necesidad de tener una dieta práctica, que nos enseñe a elegir opciones saludables y mejore nuestra calidad de vida.

La dieta de los asteriscos te dará la libertad de disfrutar todos los aspectos de la vida sin tener que pasar los días contando calorías, ya que te ayudará a visualizar la combinación adecuada de alimentos.

Gracias a la dieta de los asteriscos descubrirás una nueva manera de alimentarte, que te permitirá alcanzar el peso ideal y convertirte en la persona sana, dinámica y productiva que siempre has deseado ser.

Al cambiar tu manera de alimentarte notarás un incremento en tu desempeño físico y mental: mejorarán tu concentración y tu memoria, se reducirá tu porcentaje de grasa corporal y aumentará tu masa muscular.

Gracias a esta dieta tendrás la oportunidad de adelgazar sin pasar hambre. Y, libre de la ansiedad y la compulsión por la comida, podrás mantener tus niveles hormonales en óptimas condiciones, permitiendo que se queme la grasa almacenada.

Además, gracias a la dieta de los asteriscos podrás normalizar tus niveles de presión arterial, colesterol y triglicéridos, incrementar la calcificación de tus huesos y reforzar tu sistema inmunológico, con lo que se reducirá el riesgo de que padezcas enfermedades.En resumen, la dieta de los asteriscos mejorará tu vida en todos los sentidos, de modo que, si la sigues, no sólo vivirás más sino que también vivirás mejor.

¿Cómo surgió la dieta de los asteriscos?

Cuando terminé la carrera de nutrición, hace casi 25 años, comencé a trabajar en el Hospital General, atendiendo a pacientes con problemas de sobrepeso y obesidad. Durante mi asistencia a las clínicas de nutrición pude constatar el esfuerzo enorme que las personas realizaban para bajar de peso mediante dietas tradicionales, bajas en calorías. Pasaban hambre y vivían pensando en lo que tenían que comer.

Llegaban al extremo de abandonar su vida social por la necesidad de prepararse una alimentación especial.

Era tal el sufrimiento que la dieta les ocasionaba que la seguían por algún tiempo, pero a la larga desistían, no sin un fuerte sentimiento de impotencia y frustración. La mayoría de los pacientes dejaban de asistir a las consultas de la clínica, en busca de un método mágico que les permitiera bajar de peso aunque arriesgaran su salud. Recurrían a todo tipo de dietas: unas, con alto porcentaje de grasas animales, con el consecuente riesgo de enfermedades cardiovasculares; otras, apoyadas en medi- camentos y píldoras de origen desconocido, que alteraban su sistema nervioso y circulatorio.

Con el tiempo me fui dando cuenta de que las dietas que manejábamos no funcionaban y sólo producían un gran sentimiento de culpabilidad en quienes las seguían.

Una mañana, después de seis meses de trabajar en el hospital, conocí a Cecilia y su caso cambió el curso de mi vida.

Cecilia era una mujer obesa, que se encontraba internada en el departamento de endocrinología esperando el momento adecuado para que le realizaran una operación de columna vertebral.

Dos semanas antes se había despedido de su esposo y de sus hijos con lágrimas en los ojos. Había puesto todo su empeño en bajar de peso y no lo había logrado. Ahora tenía que internarse por lo menos durante un mes en el hospital para someterse a una dieta estricta y tener mayores probabilidades de volver a caminar.

Se sentía desanimada, ya que desde su adolescencia había mantenido una lucha constante con el temible sobrepeso. Probó todo tipo de dietas, sin resultado. Llegó incluso a tomar medicamentos, pero su esfuerzo no daba resultado. Recuperaba, con gran velocidad, el peso perdido. Se miraba al espejo y se deprimía, preguntándose si alguna vez podría llegar a ser delgada y saludable como muchas personas que conocía. Pero ese sueño se alejaba cada vez más.

Algunos médicos habían tratado de ayudarla, ofreciéndole dietas rígidas y menús preestablecidos. Al principio se entusiasmaba, compraba todo lo necesario y preparaba los menús indicados, pero al tercer día los ataques de hambre y el mal humor terminaban con su motivación y, triste y decepcionada, volvía a la consulta.

Odiaba subirse a la báscula, que siempre delataba sus fallas y la declaraba culpable. A causa del sobrepeso comenzó a sufrir serios dolores de espalda, y le costaba trabajo

enderezarse. Un día, cuando no soportaba ya el dolor, acudió a consulta con un ortopedista, quien le diagnosticó una severa desviación de la columna vertebral y le advirtió: "Si desea buenos resultados, tiene que bajar de peso antes de operarse".

Conocí a Cecilia en el Hospital General. Era un jueves

y el doctor y yo dirigíamos las clínicas semanales de reducción de peso. Todos los pacientes internados acudían al auditorio, donde les hacíamos recomendaciones para llevar a cabo una "dieta balanceada". Se les entregaban recetas e incluso se les pedía que se apoyaran unos a otros con algunos consejos.

Entonces Cecilia se levantó y, entre sollozos, dijo que se sentía mal y desganada, con hambre y de mal humor, que incluso estaba perdiendo las ganas de vivir. Su inter- vención desató una gran polémica y todos los pacientes comenzaron a quejarse, afir- mando que estaban haciendo un gran esfuerzo, pero obtenían escasos resultados.

Salí del auditorio triste y desconcertada. Me empeñaba, con todos los conocimientos sobre nutrición que tenía a mi alcance, en ayudar a las personas a estar sanas y delgadas, pero me sentía desarmada.

Desde aquel día me dediqué a leer e investigar todo lo que estuviera relacionado con la nutrición y tomé todos los cursos que el tiempo permitía, en busca de una dieta que permitiera adelgazar de manera sana. Y al fin la encontré.

Un día, me hallaba esperando la salida de mis hijos de la escuela, cuando una amiga se acercó a saludarme. Venía con su mamá, una señora de unos 60 años con muy buen aspecto, que estaba feliz porque se había quitado de encima 34 kilos.

—Es increíble —me dijo—, he luchado para bajar de peso desde hace 30 años y es la primera vez que lo logro. Comencé a reducir medidas desde hace un año y no las he vuelto a recuperar. Me siento tan bien, el único problema es que como siempre lo mismo y a veces me aburro y he dejado de ver a muchas amigas.

Inmediatamente le pedí que me diera el teléfono de

su doctor. Cuando lo llamé y le hablé de mis inquietudes, el doctor Espinoza me dijo: "No te puedo recibir porque estoy muy ocupado, pero te voy a dar una pista: *el secreto para adelgazar se encuentra en la insulina*".

Me quedé pensando. ¿En la insulina? Era un reto más interesante de lo que imaginaba.

Hace 21 años, cuando todo esto sucedió, sólo se hablaba de la insulina en el caso de los pacientes diabéticos. Empecé a investigar, y me asombró encontrar estudios que mostraban que el 80% de los pacientes diabéticos eran obesos. Había realmente una relación muy estrecha entre ambas condiciones.

A medida que avanzaba en el estudio sobre los efectos de la insulina en el organismo, me fui dando cuenta de la verdadera importancia de los alimentos en el control de peso y la salud.

Descubrí que para adelgazar no sólo era necesario contar calorías, sino sobre todo mantener un balance hormonal en el organismo. Y la manera de alcanzar este equilibrio residía precisamente *en la combinación de los alimentos*.

Así, me dediqué a diseñar una dieta diferente, dirigida sobre todo a recuperar la salud de mis pacientes, y empecé a obtener resultados sorprendentes: algunos pacientes han llegado a reducir hasta 50 kilos de sobrepeso. Hoy me siento feliz de verlos delgados y sanos. Los que tenían altos niveles de colesterol o triglicéridos los han reducido notablemente, y se han realizado cambios muy significativos en sus vidas. Actualmente se sienten llenos de energía y vitalidad.

Ha sido muy satisfactorio, por ejemplo, recibir en Navidad llamadas de personas que me dan las gracias porque bajaron 18 o 20 kilos, lo que ha mejorado radicalmente su vida. Uno de ellos me dijo: "Parece que compré un boleto para vivir intensamente mi vida". Otros me han comentado: "Pensé que me iba a costar más trabajo, pero he ido bajando de peso sin sentirlo".

Lo importante es que aprendieron a comer sanamente, han bajado varios kilos y no los han vuelto a recuperar.

Espero que a lo largo de este libro descubras una nueva forma de alimentarte sin sufrir ni pasar hambre y sin perder el tiempo contando calorías, sino aprovechándolo para disfrutar la vida. Sobre todo, espero que tus sueños se conviertan en realidad.

I

Dietas que matan

En ocasiones, la desesperación por adelgazar nos lleva a caer en dietas extremas que pueden provocar serios daños a nuestra salud.

Dietas altas en grasas.

Hace 30 años se volvieron famosas las dietas altas en grasas y proteínas animales. La dieta del doctor Atkins encabezaba la lista. Esta dieta permitía el consumo ilimitado de alimentos altos en grasas saturadas, como chorizo, salchicha, chicharrón, barbacoa, huevos, carnes y mariscos.

Este tipo de dieta limitaba el consumo de carbohidratos a 20 gramos al día durante su fase inicial, para llegar a 60 gramos durante la fase de mantenimiento.

Con una reducción tan drástica en el consumo de carbohidratos, el organismo se ve forzado y entra en un proceso llamado cetosis, durante el cual se producen ciertas sustancias tóxicas llamadas cuerpos cetónicos.

Seguir este tipo de dietas pone en peligro la salud, ya que el exceso de grasas saturadas incrementa a la larga, los niveles de colesterol en la sangre y con ello aumenta el riesgo de enfermedades cardiovasculares.

Además, el exceso de proteínas favorece la pérdida de calcio en los huesos, aumenta los niveles de ácido úrico y sobrecarga el trabajo del riñón.

La pérdida de peso que se produce mediante está dieta está relacionada con la deshidratación de los tejidos: al no consumir suficientes carbohidratos para proveer de glucosa al cerebro, se utilizan las reservas de glucógeno del hígado, y por cada molécula de glucógeno que se desprende se pierden otras tres partes de agua.

Con este tipo de alimentación se baja de peso a gran velocidad, pero además **de grasa** se pierde agua y masa muscular, lo que ocasiona rebote.

Las dietas de ayuno

Las dietas de inanición, o cualquier tipo de ayuno, hacen que el cuerpo interprete la falta de alimento como un periodo de escasez, de carencia. Los órganos reducen su actividad para conservar la energía que se requiere para la vida, y el músculo se consume. Si sigues este tipo de dietas, bajas de peso, pero destruyendo una buena parte de tus músculos y, por lo tanto, será muy fácil que vuelvas a ganar peso.

Cada kilo de músculo consume **46 calorías al día**; en cambio, un kilo de grasa sólo consume dos, de modo que si destruyes tu músculo quemarás menos calorías al día y terminarás acumulando grasa.

En 1945, treinta personas aceptaron convertirse en conejillos de Indias en la Universidad de Minnesota para una investigación sobre ayuno parcial. Después de 23 semanas de seguir esta dieta se evaluaron los resultados: el cabello de esas personas estaba delgado y opaco, y su piel, delgada y reseca, era menos elástica, características que presentan las personas ancianas.

También se ha comprobado que, al someter el organismo al estrés de una dieta muy baja en calorías se puede provocar hipotiroidismo, es decir, un bajo funcionamiento de la tiroides.

Cuando una persona no consume suficientes alimentos su metabolismo disminuye y se siente cansada y con sueño. Cuando volvemos a nuestros hábitos cotidianos y aumentamos la cantidad de alimentos, recuperamos rápidamente el peso perdido e incluso lo rebasamos, ya que nuestro gasto de energía es menor.

Estudios de seguimiento de los prisioneros en la Segunda Guerra Mundial comprueban estos resultados. Las personas que se encontraban en los campos de concentración sobrevivían tan sólo con unos trozos de pan, papa, caldo y agua. Cuando abandonaron la prisión y volvieron a una alimentación normal, el organismo, que había estado sujeto a un alto grado de estrés metabólico, aprovechó la ingesta de alimentos para acumular al máximo reservas de energía, por si volvía a presentarse una situación similar.

Uno de los desórdenes alimenticios que con mayor frecuencia se presentan en nuestra sociedad es la anorexia nerviosa. Las personas que padecen este tipo de anorexia se someten a periodos prolongados de ayuno y comienzan a autoconsumirse: el músculo se destruye para suplir las necesidades del cerebro.

Cada día van perdiendo músculo como un mecanismo de supervivencia, pues mientras menos músculo tienen queman menos calorías. De esta manera el organismo reduce al máximo su gasto de energía, al extremo que la persona puede sobrevivir durante algún tiempo con un mínimo de calorías.

Pero finalmente el corazón, que también es un músculo, acaba por consumirse y sobreviene la muerte ocasionada por un problema cardiovascular.

Ocurre este padecimiento sobre todo en adolescentes que, presionadas por sus amigas o por el prototipo de belleza de la mujer moderna, buscan a toda costa poseer un cuerpo esbelto y en ocasiones llegan al borde de la muerte como consecuencia de esa obsesión.

Dietas vegetarianas

Estudios efectuados en niños alimentados con un régimen exclusivamente vegetariano mostraron que presentaban deficiencias de vitamina B12 y falta de desarrollo del sistema nervioso.

Los seres humanos no podemos sintetizar un componente de las proteínas llamado triptófano, indispensable para la formación de las neuronas cerebrales. Debido a que el sistema digestivo de algunos animales es más complejo, la res y la gallina lo sintetizan y lo transfieren al huevo, la leche y la carne. Por esta razón, los lacto-ovovegetarianos no presentan deficiencias de este aminoácido.

Si decides seguir un régimen vegetariano, pon mucho cuidado en tu alimentación. Para que no tengas deficiencias de proteínas, vitaminas y minerales, utiliza una gran variedad de alimentos, entre ellos queso, huevo, soya y otras leguminosas y semillas.

Muchos de mis pacientes vegetarianos tienen sobrepeso porque consumen demasiados carbohidratos.

Dietas altas en carbohidratos

Desde 1930 apareció la teoría de las calorías y comenzaron a diseñarse dietas balanceadas basadas en esta ecuación:

Energía que entra = Energía que sale

De modo que si consumimos más calorías de las que gastamos, terminamos por aumentar de peso, y si gastamos más calorías de las que consumimos, podremos adelgazar.

Con base en esta teoría, en 1992 surgió la recomendación de la pirámide nutricional, diseñada por el Departamento de Agricultura de Estados Unidos de Norte América. Su teoría se basaba en el siguiente razonamiento: "Si los carbohidratos proporcionan 4 kilocalorías por gramo y las grasas 9 kilocalorías por gramo, en la medida en que aumentemos el consumo de cereales ricos en carbohidratos y disminuyamos el consumo de aceites o grasas, vamos a adelgazar y a mejorar la salud".

De ahí que la pirámide nutricional recomiende el

consumo de cereal diario y un mínimo de grasas.

A medida que la recomendación de la pirámide nutricional fue tomando fuerza, aparecieron en el mercado los productos light, bajos en grasa pero con un alto contenido de carbohidratos. Así, podemos encontrar helados o yogurt con un alto contenido de maicena, y hasta barras de granola, bisquets y galletas ricas en azúcares o carbohidratos pero, eso sí, bajos en grasa.

Después de años de este tipo de alimentación, se realizaron algunos estudios estadísticos y se encontraron resultados completamente opuestos a lo esperado: el nivel de sobrepeso casi se duplicó en los últimos 12 años. En 1988 lo padecía el 35% de las mujeres; en el año 2000, el porcentaje superó el 52.5%.

En Estados Unidos las estadísticas no son menos alarmantes: el 78% de los americanos mayores de 25 años presenta sobrepeso.

La obesidad está alcanzando proporciones de epidemia, 33% de la población se encuentra 20% por arriba de su peso ideal, más del doble que en 1983, cuando la cifra era de 15%.

Otra enfermedad que aumentó en niveles alarmantes con la recomendación de la llamada dieta *"light"* fue la diabetes tipo II, que regularmente aparece en la etapa adulta. Esta enfermedad por lo general se presenta en individuos obesos, que llevan una vida sedentaria y una alimentación abundante en carbohidratos (azúcares, harinas, dulces, refrescos y postres).

De hecho, la diabetes puede convertirse en los próximos años en la primera causa de muerte en nuestro país, si no se toman medidas concretas para prevenirla. Hace diez años la diabetes era la quinta causa de mortalidad; hoy ocupa el tercer lugar.

Actualmente en México hay diez millones de enfermos y se calcula que, como se aprecia, podrían llegar a doce millones para el año 2025. El costo económico derivado de este padecimiento es de más de seis mil millones de pesos anuales.

¿Por qué aumentó el porcentaje de personas con diabetes?

Cuando las personas abusan del consumo de carbohidratos, debido a una alimentación basada en cereales y refrescos, se eleva bruscamente el nivel de azúcar en la sangre, lo que favorece la producción de insulina, hormona producida por el páncreas que permite el paso de los azúcares a las células.

Las células que no necesiten de tanta azúcar se van volviendo resistentes a la acción de la insulina y, con el paso de los años, el páncreas se cansa de trabajar a marchas forzadas, hasta que deja de producir insulina. Entonces sobreviene la diabetes.

El riñón comienza a eliminar el exceso de azúcar. Aumenta la necesidad de orinar, aparece una sed intensa, aumenta el apetito, la visión se vuelve borrosa y las personas se sienten cansadas y somnolientas.

Si la enfermedad no se atiende a tiempo, pueden surgir serias complicaciones como ceguera, insuficiencia renal, ateroesclerosis e infartos.

La diabetes se ha convertido en una epidemia en estos tiempos cuando nos han incitado a comer y a comer cereales y azúcares refinados que van minando el páncreas hasta que deja de funcionar.

Otro padecimiento relacionado con el exceso de carbohidratos es el aumento de triglicéridos en sangre, que se ha relacionado con un mayor índice de infartos.

Cuando a una persona le comentan que tiene altos los niveles de triglicéridos en la sangre, tiende a relacionarlos con el consumo de grasas y comienza a eliminarlas de su alimentación, sin embargo, el nivel de triglicéridos en la sangre está directamente relacionado con el consumo de carbohidratos.

Si consumimos una gran cantidad de azúcares o cereales refinados, aumentamos en la sangre los niveles de azúcar, que termina almacenándose en forma de triglicéridos o grasas. En ocasiones estas sustancias regresan a la corriente sanguínea e incrementan los niveles de triglicéridos en sangre.

Después de analizar varias dietas nos hemos dado cuenta de los riesgos que corremos al caer en los extremos en la alimentación.

En la medida que aprendamos a tener una dieta equilibrada estaremos comprando salud y vida.

II

El secreto para adelgazar

Después de evaluar los resultados de las dietas altas en carbohidratos, quedamos desconcertados.

Si los carbohidratos proporcionan 4 kilocalorías y las grasas 9 kilocalorías, ¿cómo es que las personas están engordando cada día más a pesar de consumir menos   ? La respuesta está en que para adelgazar no sólo es necesario contar calorías sino, sobre todo, mantener los niveles de azúcar estables y un equilibrio hormonal en el organismo.

No sólo es importante cuánto comes sino qué comes: 100 calorías provenientes de una papa horneada no son las mismas que 100 calorías provenientes de queso o melón. Es decir, la producción de insulina depende del tipo de alimentos que consumimos.

¿Qué es la insulina?

La insulina es una hormona producida por el páncreas, cuya función es permitir el paso de los azúcares que se encuentran en la sangre al hígado y a las células musculares, y almacenar el azúcar restante en forma de grasa.

Cuando consumimos alimentos que contienen carbohidratos favorecemos la producción de insulina. Si los tomamos en exceso terminan por convertirse en grasa.

¿Dónde se encuentran los azúcares o hidratos de carbono?

La mayoría de nosotros sabemos que los hidratos de carbono se encuentran en los refrescos, pasteles, galletas, azúcar y miel. Sin embargo, alimentos salados como las tortillas, el arroz y las papas también contienen azúcares o carbohidratos.

De hecho, los hidratos de carbono se encuentran en una gran variedad de alimentos, como los cereales, las frutas, las leguminosas, la leche, el yogurt y algunas verduras.

La mayoría de las personas que desea adelgazar comienza el día con un desayuno constituido por fruta, leche y cereal, y comentan desconcertadas: "No comí nada de grasa y no logro bajar de peso".

¿Qué sucede cuando consumimos tantos carbohidratos en una comida?

Para entender el funcionamiento de los hidratos de carbono en el organismo, vamos a imaginar que una rebanada de pan es similar a un tren de varios vagones cargados de azúcar que entra por nuestra boca. Los vagones del tren se van separando al contacto con la saliva (la saliva contiene una enzima llamada amilasa que hace que empecemos a digerir los carbohidratos). Después, los vagones de azúcar van pasando por el esófago y el estómago hasta detenerse en el intestino delgado. Ahí son absorbidos por medio de unos vellitos que los transportan a la sangre.

Una vez que llegan a la sangre descargan su contenido de azúcar, elevando los niveles de glucosa en la sangre.

El cerebro necesita azúcar o glucosa para funcionar adecuadamente. Por ser su salud la prioridad del organismo, es el único que puede tomar directamente el azúcar de la

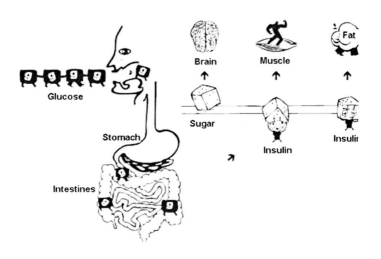

sangre.

Una vez que el cerebro ha tomado la cantidad de azúcar que necesita, si detecta que todavía queda más en la sangre, le manda una señal al páncreas y éste órgano secreta insulina, hormona que llega a la sangre y permite el paso del azúcar al hígado y a las células musculares. Una vez que el almacén del hígado y de los músculos ha llenado su capacidad, el azúcar sobrante se deposita en forma de grasa en el tejido adiposo.

De esta manera, una dieta alta en carbohidratos aumenta la producción de insulina y acaba por convertir el exceso de azúcares en grasa. Pero esto no es lo peor, ya que una vez que el azúcar se almacena, los niveles de azúcar en la sangre caen por debajo de lo normal, provocándonos un estado de hipoglucemia.

A las dos o tres horas el cerebro vuelve a necesitar azúcar y no la encuentra, por lo que disminuye la agilidad mental, perdemos la concentración y nos sobreviene un tremendo sueño, cansancio y mal humor, y el deseo de devorar *lo que nos pongan enfrente*.

El consumo elevado de carbohidratos nos hace caer, por lo tanto, en un círculo vicioso, donde comer nos impulsa a seguir comiendo. Por un lado, elevamos los niveles de azúcar en la sangre por encima de lo esperado (hiperglucemia), con lo que incrementamos la producción de insulina. Después, la insulina permite el paso de los azúcares a las células y termina almacenándolos como grasa, de modo que los niveles de azúcar en la sangre descienden, lo que ocasiona un estado de hipoglucemia, que nos crea la necesidad de alimentos dulces.

Las dietas altas en hidratos de carbono, como la recomendada por la pirámide nutricional, nos crean una adicción a los azúcares y un gran sentimiento de frustración y culpabilidad. Se nos pide que consumamos 1,000 o 1,200 calorías, pero nos recomiendan tantos carbohidratos que tenemos unas ganas locas de volver a comer. Poco a poco nos vamos metiendo en el círculo de los carbohidratos y terminamos por creer que si tenemos unos kilos de más es por nuestra culpa, por falta de voluntad.

Hace unos meses acudió a mi consultorio un corredor de maratones. Me comentó que se sentía cansado y con sueño, que sus niveles de energía se habían desplomado y no lograba entender por qué.

Cuando le hice preguntas sobre su alimentación, identifiqué inmediatamente su problema: estaba consumiendo una dieta alta en carbohidratos. Por la mañana desayunaba jugo de fruta y un bisquet con mermelada, y a veces añadía un plato de frutas con granola y miel.

A media mañana comía unas galletas de avena, acompañadas de una bebida para deportistas.

Para la hora de la comida tenía muchísima hambre. Comía entonces un plato de pasta con verduras asadas, una papa horneada con algún guisado, y bebía agua de frutas endulzada con azúcar.

Por la noche volvía a consumir galletas con leche, fruta y yogurt.

Le expliqué que había caído en el círculo vicioso de los carbohidratos y que se estaba provocando hipoglucemia (una baja de azúcar en sangre) con su alimentación. Por eso se sentía tan agotado.

Al limitar su consumo de carbohidratos y aumentar su ingesta de proteínas y grasas su vida cambió y aumentaron sus niveles de energía y su rendimiento físico y mental.

¿Cuál es el secreto?

El secreto para alcanzar el peso ideal, mejorar la salud y aumentar los niveles de energía está en controlar la producción de insulina, manteniendo estables los niveles de azúcar en la sangre.

Cuando los niveles de azúcar descienden por debajo de lo normal, nos sentimos débiles e irritables, perdemos la concentración, somos poco productivos y necesitamos volver a comer. Por otro lado, cuando los niveles de glucosa en la sangre se elevan por arriba de lo normal, se produce insulina y se almacena grasa en el tejido adiposo, lo que origina sobrepeso u obesidad.

Exceso de carbohidratos = hiper insulinismo + obesidad

Desde 1979, los científicos que investigan la nutrición han demostrado que existe un proceso metabólico para ganar peso, y llegaron a la conclusión de que el hiperinsulinismo está presente en todos los casos de obesidad y que es proporcional a la magnitud de la obesidad.

Esto quiere decir que si sólo tienes cinco o diez kilos por arriba de tu peso ideal tienes hiperinsulinismo moderado, y si tienes treinta o cuarenta kilos de más, tienes hiperinsulinismo alto.

Esto nos lleva a la siguiente conclusión:

La diferencia entre una persona delgada y una persona obesa es que la persona delgada produce menos insulina que la persona obesa. Siete de cada 10 personas presentan obesidad y sobrepeso, 42% tienen los niveles de colesterol alto. 33% padece de hipertensión y el 12% de diabetes, de acuerdo con los datos de la Encuesta Nacional de Salud elaborada por la Secretaría de Salud. La obesidad está asociada con trescientos mil muertes al año.

Un aspecto realmente preocupante es que en México *una de cada cinco mujeres* es realmente obesa, y que la obesidad es un factor de riesgo que aumenta los índices de diabetes mellitus, hipertensión, artritis, cáncer, hiperlipidemia y depresión. La obesidad está asociada con 300,000 muertes al año.

El doctor Sergio Zúñiga, vicepresidente de la Sociedad Mexicana de Nutrición y Endocrinología, señala que el riesgo de padecer ataques al corazón, angina de pecho, embolias e infartos cerebrales es de dos a tres veces mayor en las personas obesas.

¿Qué podemos hacer para producir menos insulina y evitar el sobrepeso y la obesidad? Algunos estudios efectuados en pacientes diabéticos nos revelan resultados asombrosos basados en el índice glicémico de los alimentos.

Testimonio

Increíble pero cierto, si en alguna profesión yo no creía era la nutriología. Durante más de 30 años había intentado bajar de peso con todo tipo de doctores; iridiólogos, bariatras, homeópatas, e incluso charlatanes. Y bueno, ¡qué no había recorrido en mi afán por adelgazar! primero por vanidad y después por necesidad.

Tengo 46 años y un hijo pequeño y ya estaba teniendo serios problemas con mi salud. El doctor me había dado una pastilla para la presión, y cuando le pregunté durante cuánto tiempo tendría que tomarla me dijo: " hasta que adelgaces". Pasó un año y yo seguía en mi lucha... hasta que un día me recomendaron a la nutrióloga Paty Rivera.

Llegué a verla en una condición fatal, con 58 kilos de grasa extra en mi cuerpo. Ella me recomendó que eliminara el consumo de azúcares y harinas refinadas, me dio la receta mágica cuando me dijo:

"Estás comiendo demasiados carbohidratos y esa es la razón de que siempre tengas hambre y ansiedad por consumir alimentos dulces o alimentos preparados con harinas".

Paty me enseñó a comer con la Dieta de los Asteriscos y, gracias a Dios, a la ayuda de ella y a mi fuerza de voluntad, he bajado 56 kilos. Todavía me falta, pero voy en la recta final. Mi vida cambio por completo, el doctor me quito la pastilla que tomaba para la presión. Ahora soy una persona ágil, sana y feliz.

S. Garza

III

El índice glicémico de los alimentos

Uno de los últimos descubrimientos en el campo de la nutrición es que la producción de insulina no sólo depende de la cantidad de azúcares que llegan a la sangre, sino de la velocidad con la que se digieren y asimilan esos carbohidratos.

Estas velocidades se miden por medio del *índice glicémico de los alimentos.*

Gracias al descubrimiento del índice glicémico de los alimentos podemos adelgazar y mejorar nuestra salud.

El índice glicémico se mide en los alimentos que contienen carbohidratos o azúcares que al ser digeridos y asimilados en el intestino aumentan los niveles de glucosa en la sangre.

La velocidad a la que se asimilan los azúcares o carbohidratos de los diferentes alimentos depende del tipo nutrientes que contiene, de la cantidad de fibra presente y de la composición del resto de los alimentos presentes en el estómago e intestino durante la digestión.

Los alimentos que contienen azúcares que llegan a la sangre a gran velocidad se conocen como alimentos de índice glicémico alto (carbohidratos liebre), y los que llevan el azúcar lentamente a la sangre, como alimentos de índice glicémico bajo (carbohidratos tortuga).

Problemas ocasionados por los alimentos de alto índice glicémico

Cuando consumimos un alimento con un índice glicémico alto, los azúcares se asimilan de forma rápida, lo que incrementa de manera súbita los niveles de azúcar en la sangre. El cerebro toma la cantidad de azúcar que necesita para funcionar, pero si nota que hay más azúcar en sangre de la que él necesita, manda una señal al páncreas para que segregue insulina. La insulina actúa como un portero que permite la entrada de los azúcares a las células, si las células musculares no pueden quemar toda la glucosa, el sobrante se almacena como **grasa** en el tejido adiposo.

Entre más alto sea el índice glicémico de un alimento, más insulina es producida por el organismo. Por eso, no todos los alimentos que contienen carbohidratos producen la misma cantidad de insulina en el organismo.

Algunos alimentos son mejores que otros, dependiendo del tipo de nutrientes que contienen.

Las frutas y las verduras crudas contienen grandes cantidades de fibra, lo que disminuye la velocidad de absorción de los azúcares en el intestino. En cambio, los azúcares de los cereales como las papas y el pan blanco se absorben a gran velocidad y favorecen la producción de insulina, el gran almacenador de grasas.

Para medir el índice glicémico de los alimentos se administró una solución de glucosa a un grupo de voluntarios. Por ser la glucosa el azúcar de la sangre, se le dio el valor del 100% a su velocidad de absorción.

Poco a poco se fueron registrando las velocidades de los diferentes alimentos comparándolos con la velocidad de la glucosa. Los azúcares de la mayoría de las frutas llegaron lentamente a la sangre, aproximadamente del 40 al 50% de la velocidad de la glucosa, mientras que los azúcares de los cereales llegaron a una velocidad del 80 al 90%.

Para algunos científicos los resultados fueron sorprendentes. Antes del descubrimiento del índice glicémico, se pensaba que los azúcares de las frutas eran digeridos a mayor velocidad que los carbohidratos complejos de los cereales.

Ahora sabemos que sucede todo lo contrario, y que la mayoría de las frutas tienen un índice glicémico bajo, mientras que los cereales tienen un índice glicémico alto.

Una papa horneada alcanzó un índice glicémico (IG) de 121, rebasando la velocidad de la glucosa, mientras que el consumo de una manzana registró un IG de 46.

Para entender la importancia del índice glicémico, recordemos el ejemplo del tren. En el caso de los cereales, los vagones de azúcar llegan al mismo tiempo a la sangre y descargan su contenido, elevando abruptamente los niveles de glucosa en la sangre, favoreciendo así la producción de insulina. Los azúcares de las frutas, en cambio, se van digiriendo lentamente y llegan de manera paulatina, sin alterar de forma brusca los niveles de azúcar en la sangre.

Para evitar la sobreproducción de insulina y por consiguiente el almacenamiento de azúcar en forma de **grasa**, es importante reducir la velocidad a la que llegan los azúcares a la sangre.

El contenido de fibra de algunos alimentos retrasa la velocidad de absorción de los azúcares en el intestino, por lo que siempre será mejor consumir fruta entera que tomar jugos de fruta.

Los carbohidratos del arroz salvaje llegan lentamente; en cambio, los del arroz de grano corto llegan rápidamente.

Otros factores que retrasan la velocidad de absorción es el tipo de nutrientes que contienen los alimentos:

- Las proteínas y las grasas retrasan la absorción de los carbohidratos. Por ejemplo, el arroz llega más rápidamente a la sangre que los frijoles, ricos en proteína y fibra.
- Los cereales no necesitan digestión en el estómago: pasan al intestino y son absorbidos de inmediato.
- Las proteínas, en cambio, necesitan del ácido clorhídrico del estómago para ser digeridas, y detienen a los alimentos que las acompañan.
- Los azúcares del espagueti llegan lentamente por su contenido de sémola, un tipo de proteína; en cambio, los de las sopas instantáneas llegan más rápido, por tener más almidones.

Para detener la velocidad de absorción de un pan, podemos combinarlo con un poco de queso o atún.

También las grasas retardan la velocidad de vaciamiento del estómago. Lo primero que pasa por el estómago son los carbohidratos, después las proteínas y finalmente las grasas. Como el estómago está en constante movimiento, si consumimos grasas los alimentos se revuelven y se detiene su velocidad de absorción. Esto podemos verlo cuando preparamos una vinagreta: el aceite siempre queda arriba y el vinagre abajo, lo mismo sucede en el estómago, las grasas son las últimas en digerirse.

Cuando sólo comemos arroz con verduras nos sentimos ligeros y al poco tiempo tenemos deseos de volver a comer. En cambio, si comemos arroz, carne y aguacate, nos sentimos satisfechos por más tiempo.

Para evitar la sobreproducción de insulina se recomienda lo siguiente: Si vas a consumir una rebanada de pan, agrégale un poco de queso y aguacate.

Con el descubrimiento del índice glicémico, la concepción de la manera de alimentarnos dio un vuelco inesperado. Ahora sabemos que el consumo de una papa horneada aumenta más los niveles de insulina que consumir azúcar blanca.

La manera en que preparamos los alimentos también tiene un efecto en la velocidad de absorción de los azúcares. Una zanahoria cruda tiene un índice glicémico de 35, mientras que, cuando está cocida, su IG aumenta a 85, debido al desdoblamiento de los almidones con el calor.

En la medida en que consumamos frutas y verduras crudas, tendremos suficiente fibra para mantener estables los niveles de azúcar en la sangre, con lo que reduciremos el apetito y favoreceremos la pérdida de grasa.

Alimentos productores de insulina	
(Alta producción) Indice glicémico alto	(Baja producción) Indice glicémico bajo
Papa horneada	Frijoles
Pan blanco	Lentejas, chicharos
Arroz blanco	Arroz salvaje
Arroz instantáneo	Arroz integral
Avena instantánea	Avena integral
Refrescos	Fruta entera
Pan blanco	Pan de grano entero
Bolillo o baguette	Pan de salvado
Camote hervido	Verduras crudas
Zanahorias cocidas	Zanahorias crudas
Jugos de fruta	Gajos de fruta
Hojuelas de maiz	Cereal con fibra
Noodles	Espagueti al dente

Factores que disminuyen la velocidad con la que llegan los azúcares a la sangre

La fibra que contienen algunos alimentos retrasa la asimilación de los azúcares en el intestino. Por eso se recomienda consumir gran cantidad de vegetales crudos, como apio, acelgas, berros, espinacas, lechuga, etcétera. Y consumir la fruta con cáscara cuando sea posible. De preferencia, se deben evitar los jugos de fruta, que llevan los azúcares a la sangre con mayor velocidad.

Las proteínas y las grasas también disminuyen la velocidad con la que llegan los azúcares a la sangre, por lo que se recomienda consumir un poco de proteínas y grasas siempre que se consuma algún carbohidrato liebre.

¿Qué fuentes de carbohidratos elegir?

Lo ideal es elegir alimentos que contengan carbohidratos de bajo índice glicémico, como leche, yogurt, frijol de soya, chícharo, frijol, lenteja, durazno, manzana, ciruela, pera, melón y toronja.

¿Qué fuentes de carbohidratos evitar?

Cereales refinados, pasta instantánea, fruta en almíbar, jugos de frutas, pan blanco, zanahorias cocidas, plátano, papa, palomitas, galletas, pan dulce, tortilla de trigo, elote, caramelos, refrescos y galletas.

Cuadro del índice glicémico de algunos alimentos			
Alto índice glicémico (Carbohidratos malos)		Bajo índice glicémico (Carbohidratos buenos)	
Glucosa	100	Arroz salvaje	50
Papa horneada	121	Chícharos	50
Puré de papa	90	Cacahuates	21
Miel	90	Pan de arroz integral	40
Azúcar refinada	75	Yogurt o leche	35
Barra de chocolate	69	Chocolate amargo	22
Jaleas y mermeladas	70	Fruta fresca	30
Pan blanco	75	Lentejas	30
Pasta	78	Soya	20
Dona o waffles	109	Pan de granos mixtos	48
Ración de cereal procesado con azúcar	106	Avena integral	40

Datos curiosos

Antes de que se descubriera el índice glicémico de los alimentos, los científicos pensaban que los azúcares simples, como el azúcar de la fruta, eran rápidamente digeridos por el organismo, aumentando los niveles de azúcar en la sangre y que, en cambio, los azúcares complejos de los cereales se digerían con mayor lentitud. Hoy en día se sabe que los carbohidratos complejos llegan con mayor velocidad a la sangre que los simples. De este modo, se han establecido los siguientes planteamientos, puedes basarte en ellos para mejorar tu alimentación:

- Es mejor consumir fruta que pan.
- Si vas a consumir un plato de pasta, se recomienda combinarla con carne o queso.
- El plátano que está madurando es mejor que el plátano maduro, porque el plátano maduro contiene más azúcares.
- Es mejor consumir frijoles que arroz.
- Si vas a tomar un jugo añade fibra como nopal o linaza molida.

Así, el índice glicémico nos ayuda a descubrir que adelgazar no sólo depende de contar calorías, sino de todo un sistema hormonal que ponemos a funcionar cada vez que nos llevamos un alimento a la boca.

Cuando los azúcares llegan a la sangre de forma pausada, los niveles de glucosa permanecen estables durante las siguientes cinco horas, lo que nos ayudará a sentirnos satisfechos y nos brindará una mayor energía física y mental.

En la medida en que aprendas a elegir carbohidratos de bajo índice glicémico para tu alimentación, mejorará tu salud, tu rendimiento y tu productividad.

Testimonios

Hola,

Antes que nada quiero darles mis más sinceras felicitaciones por el maravilloso libro escrito por Paty Rivera.

Si notan que no hay libros en las tiendas y librerías es porque he regalado muchos ejemplares en Navidad y he recomendado el libro a cuanta persona se me ocurre.

Compré el libro en Noviembre, para ser exactos, el 18 de Noviembre. Me lo devoré en un día, pues me fascinó. Ya había escuchado algo acerca del índice glicémico y con el libro pude entenderlo mejor. Así que, después de leerlo empecé de inmediato con la dieta. Ya había intentando varias veces el año pasado ponerme a "dieta", pero nada funcionaba, me desanimaba y volvía a comer sin disciplina.

Sin embargo, con el libro me resultó mucho más fácil y, sobre todo, por primera vez entendí lo importante que es la alimentación para nuestra salud y el daño que nos hacemos al comer sin conocimiento de lo que le hacemos.

Empecé la "dieta" (pues más bien para mí el libro enseña un hábito alimentario sano, más que una dieta) pesando 70 kilogramos con una estatura de 1.62 m. Como verán estaba bastante pasada de peso, hoy en día, tres meses después, he bajado 11.5 kilogramos. Sin gran esfuerzo, pero con disciplina y una hora de caminata intensa cada mañana. Me siento maravillosamente bien, justo acabo de cumplir 40 años y gracias al libro pude alcanzarlos dignamente.

Mis hijos, ya son unos expertos sobre el índice glicémico y también están más conscientes de lo que comen.

Muchas felicidades y si puedo ser promotora oficial de ustedes, estoy más que puesta. Con todo y evidencia de 11.5 kilos menos.

Saludos,

Ingrid

IV

El mundo mágico de los alimentos

Muchas veces nos preocupamos por las cosas materiales que poseemos y tratamos de cuidarlas lo mejor posible para que nos duren. Si compramos un coche buscamos el mejor combustible y lo mandamos afinar cada seis meses.

En lo que respecta a nosotros, los alimentos naturales son el mejor combustible que podemos encontrar para que nuestro cuerpo funcione a su máxima capacidad.

Para entender el papel que los alimentos desempeñan en nuestra salud los hemos clasificado por colores y dividido en cuatro grupos.

1. Rojos: proteínas

Entre ellos se encuentran la carne, el huevo, el pollo, quesos, pescados y mariscos. Estos alimentos proporcionan proteínas, calcio, hierro y vitamina D.

Las proteínas son a nuestro cuerpo lo que las varillas, ladrillos, arena y cemento son para una casa en construcción.

La proteína es la estructura básica de todas las células, forma parte de la hemoglobina de la sangre y del código genético, que determina las características hereditarias. La proteína desempeña un papel fundamental en la formación de músculos, huesos, cabello, piel y uñas. También interviene en la formación de hormonas, anticuerpos y neurotransmisores.

Algunos alimentos de origen animal contienen grasas saturadas, por lo que es importante que aprendamos a elegir opciones saludables bajas en grasa. Por eso:

Prefiere el pescado a la carne

Cuando compres carne, elige cortes magros como el bistec o el filete; y evita la arrachera, el T-bone o el Rib eye.

Consume pollo o pavo sin piel.

Prefiere los quesos bajos en grasa como el panela, Oaxaca o cottage.

Consume tres o cuatro huevos por semana.

Estudios realizados recientemente revelan la importancia de una dieta con un buen contenido de proteínas. Más de ochenta mil enfermeras fueron sometidas a un estudio que duró veinte años, y que mostró, después de ese tiempo, lo siguiente: las que consumieron una mayor cantidad de proteína en su dieta tuvieron sólo 75% de riesgo de padecer enfermedades cardiacas, comparado con 100% de riesgo de las que consumieron menores cantidades de proteína.

Se cree que aquellas que consumieron más proteína redujeron el consumo de carbohidratos y de grasas.

El consumo excesivo de carbohidratos aumenta los niveles de triglicéridos en la sangre, de la misma forma en que el consumo excesivo de grasas saturadas aumenta el nivel de colesterol.

En cambio la ingesta adecuada de proteínas puede ayudar a alcanzar el peso ideal y mejorar la salud. El exceso en el consumo de proteínas produce ácido úrico y urea lo que puede dañar el hígado y riñón y provocar osteoporosis. La clave es la moderación.

Muchos de mis pacientes me comentan que recuperaron su tono muscular y redujeron su apetito al consumir una cantidad adecuada de proteínas.

Se ha comprobado que ciertos aminoácidos encontrados en alimentos ricos en proteínas actúan como supresores del apetito:

El aminoácido L-fenilalanina aumenta la producción de colecistoquinina, sustancia que manda señales de satisfacción al cerebro, haciendo que dejemos de comer.

Otro aminoácido, el triptófano, aumenta la producción de serotonina, y con ello se disminuye el deseo de consumir carbohidratos.

A seis voluntarios se les administró fenilalanina, lo que produjo una reducción de 500 calorías por comida en su dieta.

Las proteínas estimulan la producción de glucagon, hormona que manda el glicógeno almacenado en el hígado a la sangre y estabiliza los niveles de azúcar en la sangre, evitando la ansiedad por comer.

Es recommendable consumir un poco de queso fresco, a manera de botana, o comenzar la comida con el plato fuerte a base de pollo, carne o pescado.

Los alimentos de origen animal también proporcionan calcio, sobre todo el queso y algunos pescados como las sardinas y los charales. El 95% del calcio se encuentra depositado en los huesos, y el 5% restante circula por la sangre y es necesario para favorecer las contracciones musculares.

Durante la etapa de la menopausia hay una caída en la producción de estrógenos, lo que disminuye la absorción de calcio en la mujer. Como se requiere de un porcentaje de calcio en la sangre para que los músculos se contraigan y el corazón siga latiendo, empieza a utilizarse el depósito de calcio de los huesos. Con el paso del tiempo, el hueso se vuelve poroso y débil y tiende a romperse fácilmente. La deficiencia de calcio provoca osteoporosis, la causa de invalidez más frecuente en las personas adultas.

Pero el consumo de calcio no sólo es importante para prevenir la osteoporosis: un nuevo estudio sugiere que el calcio también ayuda a evitar la hipertensión arterial, desorden que afecta a 6.3 millones de personas en Estados Unidos.

James H. Dwyer y sus colegas de la Universidad de Medicina, al sur de California, estudiaron a 6,634 hombres y mujeres durante 14 años. Los resultados de sus investigaciones revelaron que las personas que consumen por lo menos un gramo de calcio al día mostraron una reducción de 12% en el riesgo de padecer hipertensión.

El consumo de calcio también es importante, porque nos ayuda a protegernos de la contaminación ambiental. El calcio es un antagonista del plomo, de modo que si tenemos suficiente calcio en el intestino no absorbemos el plomo. Comenzar el día con unas quesadillas o con queso cottage puede evitar el riesgo de intoxicación por plomo.

Los alimentos de origen animal también son fuente de vitamina D. Esta vitamina favorece la absorción del calcio y ayuda a fortalecer huesos y dientes. Se encuentra sobre todo en los quesos, en la yema de huevo y en algunos pescados.

La luz del sol sobre la piel interviene en la producción de vitamina D. Por eso se dan baños de sol a los bebés y a las personas ancianas. Por la misma razón, para favorecer la producción de vitamina D y aumentar nuestra absorción de calcio, se recomienda ejercer actividades al aire libre.

Estudios recientes revelan que ha aumentado la incidencia de osteoporosis, sobre todo entre mujeres que trabajan en lugares iluminados por luz artificial.

Otro ingrediente importante que nos proporcionan los alimentos de origen animal es el hierro. Se encuentra principalmente en la yema del huevo y en las carnes rojas. El hierro es un mineral muy importante que interviene en la formación de hemoglobina y mejora la oxigenación de la sangre. Cuando las personas padecen deficiencia de hierro, es decir, anemia, la piel se torna pálida y se sienten desganadas, sin energía.

En México existen índices elevados de anemia, sobre todo en los niños. Para mejorar esta deficiencia, algunos alimentos han sido adicionados con hierro, como los cereales de caja, las galletas y algunos pastelitos.

Sin embargo, el exceso de hierro también puede ser dañino para la salud.

El epidemiólogo Jukka Salonen y sus colegas de la Universidad de Kuopio, observaron a 1900 finlandeses varones de entre 42 y 60 años de edad por espacio de cinco años, midieron las reservas de hierro de su organismo y los interrogaron acerca de su alimentación. En el curso de la investigación 83 de sus pacientes sufrieron infartos. Entre los individuos con mayores reservas de hierro, el riesgo de sufrir un infarto resultó dos veces superior al de aquellos con menores reservas.

Walter Willet y sus colegas averiguaron que la ingestión abundante de hierro incrementa el riesgo de contraer una insuficiencia coronaria y sufrir infartos cardiacos.

Los expertos recomiendan reducir el consumo de carne roja, tomar complementos de vitaminas y minerales sin hierro y cereales no enriquecidos con este mineral y donar sangre. En un estudio efectuado en Italia los donadores de sangre de entre 65 y 69 años presentaron una tasa de mortalidad 50% menor con respecto a los no donadores de la misma edad.

Desde 1930, una persona que trabajaba en el anfiteatro observó que había mayor cantidad de muertes ocasionadas por infarto entre los hombres que entre las mujeres. Sin embargo, se dio cuenta que las mujeres que se encontraban en la etapa de la menopausia o que habían sido sometidas a una histerectomía con extirpación de matriz, igualaban al número de muertes que los hombres. Esto lo hizo pensar que la menstruación protegía de alguna forma a las mujeres del riesgo de sufrir un infarto.

Esta teoría se comprobó hace 15 años. Durante la

menstruación las mujeres eliminan hierro, componente básico de la sangre. El exceso de hierro en la sangre se convierte en una sustancia llamada ferritina, que favorece la oxidación de las grasas de las arterias, lo que ocasiona el endurecimiento de las placas de grasa y aumenta los riesgos de padecer un infarto.

Por ello es recomendable que los hombres mayores de 35 años y las mujeres que se encuentran en la etapa de la menopausia o hayan sido sometidas a una histerectomía (cirugía de la matriz) eviten consumir multivitamínicos con hierro o bien, alimentos enriquecidos con este mineral.

2. Verdes: Verduras

Las verduras son muy importantes para la salud, ya que aportan vitaminas, minerales, agua y fibra.

El agua es vital para la vida, nos hidrata y permite que las sustancias nutritivas sean transportadas a todas las células del organismo.

Las verduras también son una fuente importante de fibra, sobre todo si las consumimos crudas o en ensaladas. La fibra es muy importante, ya que favorece la salud del sistema digestivo.

Como el sistema digestivo del ser humano es incapaz de digerir la fibra o celulosa, hasta hace algunos años se pensaba que la fibra no tenía ninguna utilidad y se comenzaron a refinar todos los alimentos. Esto ocasionó que las personas empezaran a sustituir el consumo de frutas naturales por jugos envasados, y que aparecieran en el mercado productos elaborados con azúcar blanca y harina refinada.

Años después, al evaluar las estadísticas de enfermedades de los diferentes con- tinentes, se observó que en el continente africano la incidencia de enfermedades cardiovasculares y digestivas era mucho menor. Al observar los hábitos alimenticios se encontró que los africanos eran grandes consumidores de fibra, pues se alimentaban de frutas enteras, verduras y cereales integrales, mientras que los estadunidenses consumían refrescos embotellados y cereales de caja.

Sin la fibra necesaria, el organismo no puede eliminar los residuos con facilidad y sobrevienen las enfermedades. En cambio, si consumimos un buen plato de ensalada, la fibra actúa como una especie de aserrín o escobilla que va limpiando el tracto digestivo. Para entender el funcionamiento de la fibra, podemos compararla con una esponja, que al entrar por la boca y bajar por el esófago, estómago e intestino absorbe diferentes líquidos (la saliva y los jugos digestivos) y se va hinchando, provocándonos una sensación de saciedad. Cuando las células de las paredes del intestino detectan que está lleno, favorecen los movimientos peristálticos que preparan la evacuación intestinal.

Imaginémonos una pasta de dientes: cuando está llena puede apretarse y el dentífrico sale con facilidad. Lo mismo le sucede al intestino. Y cuando está semivacío por falta de fibra, los alimentos se detienen y se fermentan, provocando gases e inflamación intestinal.

Las verduras crudas nos ayudan a eliminar toxinas, no sólo porque son fuentes importantes de fibra, sino porque además contienen enzimas y clorofila. Las enzimas son las sustancias que la célula requiere para poder metabolizar los carbohidratos, proteínas y grasas. Las enzimas nos ayudan a la respiración celular, a la contracción de los músculos, facilitan la digestión y asimilación de los alimentos y ayudan a la excreción de orina. La clorofila enriquece la sangre, y sirve para combatir el crecimiento de tumores, sobre todo en los pulmones. Además, ayuda a deshacer coágulos en las arterias y disminuye la producción de nódulos linfáticos. La mayoría de las plantas contienen clorofila, pero principalmente las de color verde oscuro, como berros, acelgas, espinaca o brócoli. Por todo lo anterior, es esencial consumir tres tazas de ensalada cruda al día ya que es uno de los mejores hábitos que podemos adquirir para mantenernos en buenas condiciones de salud.

Los fitonutrientes

Según las investigaciones realizadas en la Universidad de Cornell, se han descubierto más de 3,000 fitonutrientes dentro de las frutas y verduras, sustancias capaces de protegernos de enfermedades como el cáncer y los trastornos cardiovasculares:

El sulforane, presente en el brócoli y la coliflor, inhibe la producción de células cancerosas.

La alicina, encontrada en el ajo, evita la formación de coágulos en la sangre.

La capsicina, que forma parte de los pimientos y los chiles, bloquea el ataque de las sustancias carcinógenas, protegiendo el DNA de las células.

La genisteina del germinado de soya detiene el crecimiento de tumores. El licopeno del jitomate y la luteína de las espinacas evitan el daño celular.

El doctor David Heber, director fundador del Centro de Nutrición Humana de la UCLA, y autor del libro *¿De qué color es tu dieta?*, sugiere que consumamos cinco raciones al día de verduras, cada una de diferente color. Los expertos están convencidos de que los pigmentos que dan color a los alimentos contienen fitonutrientes capaces de evitar enfermedades.

El pigmento rojo del jitomate nos provee de licopeno, ideal para evitar el cáncer de próstata, mientras que el verde del brócoli contiene sulforane, que protege contra el cáncer de seno.

El color azul de la col morada protege al cerebro y evita infecciones urinarias, mientras que el naranja de la flor de calabaza promueve la salud del corazón.

"Elige los alimentos de colores brillantes y apetitosos" recomienda el doctor Daniel Nadeau, profesor de la Escuela Médica de Tuffs y coautor del código de color.

En un estudio realizado por la Escuela de Salud Pública de Harvard, hombres que consumieron alimentos preparados con jitomate 10 veces por semana tuvieron la mitad del desarrollo de cáncer de próstata que los que sólo consumieron estos alimentos una vez por semana.

El licopeno, un carotenoide encontrado en los jitomates, no sólo está asociado con menor incidencia de cáncer de próstata, este poderoso antioxidante también ha demostrado tener un efecto protector contra el cáncer de seno, estómago y esófago.

No es tan difícil consumir una buena cantidad de licopeno por día: 2 onzas de puré de tomate equivalen a 56 gramos, lo que contiene más de 23 miligramos de licopeno en una forma asimilable. Esta cantidad de licopeno al día nos suministra un nivel de protección óptimo.

En realidad, el jugo de jitomate crudo es una fuente muy pobre de licopeno, ya que éste no puede ser absorbido. Preparar o guisar el jitomate con algún tipo de gra-sa, como el aceite de oliva u otro aceite vegetal, libera el licopeno del interior de las células del jitomate y le permite pasar eficientemente por las paredes del intestino hasta alcanzar el torrente sanguíneo.

Se recomienda preparar platillos a base de jitomate guisado, como queso panela a la mexicana y espagueti con puré de jitomate y aceite de oliva.

El betacaroteno es otro fitonutriente encontrado en los vegetales de color verde oscuro como acelgas, berros y espinacas. Este ingrediente actúa como precursor de la vitamina A y favorece una buena visión. La deficiencia de esta vitamina provoca ceguera nocturna, que se manifiesta claramente cuando no distinguimos entre las luces y las sombras.

Los vegetales verde oscuro también son ricos en vitaminas del complejo B, que son las encargadas de convertir los alimentos en energía y son esenciales para la salud del sistema nervioso.

El organismo no distingue entre un estrés físico y un estrés emocional. Si fuéramos caminando y al pasar por una casa nos saliera un perro bravo al encuentro, el organismo se prepararía para la huida proveyéndonos de energía para correr y evitar que el animal nos alcance. Esto agota las reservas de vitamina B, lo que nos hace sentirnos cansados o agotados.

Lo mismo sucede con el estrés emocional. Algunos estudios han demostrado que las personas que pasan por periodos de una carga intensa de trabajo o sufren por la pérdida de un ser querido terminan por agotar sus reservas de vitamina B, lo que se manifiesta con síntomas de irritabilidad, depresión y falta de energía.

Consumir una buena cantidad de vegetales de color verde oscuro puede ayudarnos a evitar las consecuencias del estrés.

Algunas verduras también contienen fibras solubles que limpian el colesterol de las arterias. Las fibras solubles se fermentan y cambian el contenido de ácidos grasos del colon, forman ácidos grasos de cadena corta que reducen la producción de colesterol en el hígado. Además mantienen estables los niveles de azúcar en la sangre, ya que al fermentarse mejoran el metabolismo de la glucosa.

3. Amarillos: carbohidratos

Las frutas, cereales y leguminosas contienen carbohidratos que brindan energía al organismo.

Algunas frutas también contienen vitamina C, una de las vitaminas más conocidas por ser la primera que se descubrió. Cuando los españoles cruzaban el océano Atlántico para llegar a América, la larga travesía y la mala alimentación de los marineros los hacía padecer una deficiencia vitamínica llamada escorbuto, que se manifestaba por medio de encías sangrantes. Sin embargo, según consta en los tratados de las Indias, al llegar a las islas tropicales y consumir sus frutos los marineros sanaban de esa enfermedad.

El científico Linus Pauling descubrió esta vitamina,

encontrada en las frutas cítricas como naranja, toronja, limón y piña, así como en el kiwi, guayaba, fresas, y comprobó que favorece la cicatrización y ayuda a prevenir infecciones.

La vitamina C también interviene en la formación de colágeno, proteína que mantiene la integridad de la piel. Con el paso de los años las fibras de colágeno se van deteriorando y la piel se vuelve delgada y flácida. El consumo de frutas ricas en vitamina C ayuda a recuperar la elasticidad y juventud de la piel.

Los gliconutrientes

El organismo humano tiene la capacidad de transformar los azúcares, pero no puede producirlos por sí mismo, por lo que es esencial que los obtenga de la dieta.

Existen ocho sacáridos que son esenciales para el proceso de comunicación de la célula. Si los consumimos en cantidades adecuadas, los gliconutrientes pueden reactivar el sistema inmunológico, reducir alergias y evitar tumores cancerosos.

Los gliconutrientes, además, reducen los procesos de inflamación, como la artritis, y normalizan los niveles de colesterol y triglicéridos en la sangre. También ayudan a reparar la mucosa gástrica evitando las úlceras y la colitis.

Algunos gliconutrientes se encuentran en la zanahoria, la pera, el rábano, las manzanas y la toronja.

Cuando la fruta se consume entera y cruda, de preferencia con cáscara y bagazo, es muy buena fuente de fibra, que retrasa la velocidad de absorción de los carbohidratos.

Los cereales como el arroz, avena, maíz, trigo y sus derivados como la tortilla, las pastas, las galletas y el pan proporcionan carbohidratos

Los carbohidratos de los cereales se digieren con facilidad y llegan a la sangre a gran velocidad, lo que brinda energía a las células musculares. Es por ello que a los corredores de un maratón se les recomienda cenar pastas y pan el día anterior al maratón, de modo que sus músculos adquieran una carga de glicógeno suficiente para proveerles de energía durante la carrera. En cambio, si deseas adelgazar, lo ideal es que el músculo se quede sin combustible para que utilice las reservas de grasa, lo que se logra si los carbohidratos llegan lentamente a la sangre.

Los carbohidratos contenidos en las leguminosas como los frijoles, lentejas y habas se digieren lentamente, ya que su contenido de proteínas los obliga a detenerse en el estómago.

Las proteínas de las leguminosas se conocen como proteínas incompletas, porque carecen de un aminoácido llamado metionina. Sin embargo, si combinamos leguminosas con cereales como arroz con chícharos o tortillas con frijoles mejoramos la calidad de las proteínas.

Los cereales también nos proporcionan vitaminas del complejo B, indispensables para la salud del sistema nervioso. El grano entero es rico en sustancias nutritivas, pero al molerlo tiende a hacerse rancio, por lo que al elaborar la harina eliminan el germen y con ello se pierden más de 20 sustancias nutritivas. Un ejemplo de ello lo tenemos en la harina blanca, que carece del 60% del calcio original, del 71% del fósforo y del 73% de la vitamina E del grano de trigo entero.

Con este tipo de harinas refinadas se elaboran la mayoría de los pasteles, galletas, pan y cereales de caja, que son pobres en su contenido de tiamina y todo el complejo de vitamina B. Si abusamos del consumo de cereales refinados terminaremos por manifestar síntomas de ansiedad, irritabilidad y cansancio. En cambio, si nos alimentamos con cereales integrales le daremos a nuestro cuerpo los nutrimentos que necesita para mantener la salud.

Todos los cereales contienen una cáscara que los protege a la que se le conoce como salvado, una fibra que se mezcla con nuestro bolo alimenticio y mejora la evacuación.

El consumo adecuado de fibra es básico para mantener la salud de nuestro organismo, ya que la fibra regula la absorción de lípidos, carbohidratos y proteínas, y nos ayuda a evitar enfermedades cardiovasculares, cáncer, hipertensión, obesidad y diabetes.

Los alimentos ricos en fibras insolubles que facilitan la evacuación intestinal son: vegetales crudos, frutas, cereales integrales y leguminosas.

Diversas organizaciones de salud recomiendan el consumo de 25 a 30 gramos de fibra al día.

Examina cuál es el contenido de fibra de tu dieta

Frijol negro: ½ taza	5 gramos
Lentejas: ½ taza	4 gramos
Una manzana mediana	4 gramos
Una naranja mediana	3 gramos
4 ciruelas	3 gramos
2/3 de taza de bran flakes	3 gramos

Un durazno mediano	2 gramos
½ taza de brócoli	2 gramos
Un plátano mediano	2 gramos
½ taza de calabacitas	1 gramo
Una rebanada de pan integral	1 gramo
½ taza de pasta	0.5 gramos

La soya, un alimento maravilloso

El frijol de soya ha sido considerado un alimento y una medicina durante siglos en Asia. Es uno de los cinco cultivos sagrados, establecidos hace casi cinco siglos por el emperador chino Shang-nung.

La soya reduce los niveles de colesterol, cuando éstos son mayores de 200 mg en la sangre.

Un estudio efectuado por Hamilton y Caroll, donde se evaluó la media de colesterol sanguíneo en una muestra de conejos después de ser alimentados con proteína vegetal de soya y proteína animal por 28 días, reportó que los conejos que fueron alimentados con huevos tuvieron niveles de colesterol de 235mg/dl. En cambio, los que fueron alimentados con proteína de soya, tuvieron niveles de 15 mg/dl.

Estudios efectuados por Anderson mostraron que, en seres humanos, la proteína de soya reducía significativamente las concentraciones sanguíneas de colesterol total, colesterol malo (LDL) y triglicéridos.

La empresa DuPont reportó a la FDA (Food and Drugs Administration, oficina gubernamental para la regulación de alimentos en Estados Unidos) que consumiendo 25 gramos de soya al día se pueden reducir los niveles de colesterol evitando el riesgo de padecer enfermedades cardiovasculares.

Además, la soya ha demostrado ser útil para reducir los síntomas de la menopausia como los bochornos y los sudores nocturnos ya que contiene isoflavonas, sustancias que actúan como estrógenos naturales.

Sin embargo, la soya es uno de los alimentos que puede producir alergias en dosis altas, por ello es importante que quienes consumen cantidades elevadas de soya observen bien los cambios que sienten en su organismo. La alergia puede manifestarse con problemas gastrointestinales, dificultad para respirar o ronchas en la piel.

El doctor Campbell, después de analizar la baja incidencia de enfermedades en los países asiáticos en comparación con los países americanos, recomienda el consumo de soya, en especial para personas con colesterol alto, mujeres con alto riesgo de cáncer de seno y órganos reproductivos, mujeres con riesgo de osteoporosis, mujeres que experimentan síntomas menopáusicos y mujeres que no desean recibir tratamiento de reemplazo hormonal.

4. Azules: grasas

En los últimos años la grasa se ha convertido en el tirano de la alimentación. Se ha dicho que el consumo de grasa es el culpable de la obesidad y de la mayoría de las enfermedades. Sin embargo, después del estudio reportado en el *New England Journal of Medicine* en el que participaron 350,000 mujeres se demostró que la cantidad de grasa en la dieta no es tan importante como el tipo de grasa que consumimos.

No todas las grasas son malas y existen algunas que

producen beneficios a nuestra salud.

Las grasas transportan vitaminas liposolubles, como la vitamina A, D, E y K; forman hormonas y mantienen la temperatura del cuerpo. Además, protegen los órganos internos como el corazón y los pulmones, y son un aislante contra los golpes y las inclemencias del clima.

Cuando reducimos la ingesta de grasa por debajo de los niveles normales se presentan deficiencias en la producción de hormonas. Esto se ha comprobado en mujeres anoréxicas que, al someterse a dietas muy estrictas, dejan de menstruar durante meses e incluso años.

Existen 3 tipos de grasas:

Las grasas de origen animal

Las grasas de origen marino

Las grasas de origen vegetal

Grasas de origen animal

Entre ellas se encuentran la mantequilla, el chorizo, el tocino, la manteca de cerdo, la crema, etcétera. Contienen un porcentaje elevado de colesterol, un tipo de grasa que se adhiere a las arterias, formando una placa que a través del tiempo se va engrosando hasta impedir la circulación de la sangre.

Para entender el papel de las grasas podemos comparar nuestras arterias con una carretera por la que circulan varios vehículos, mientras tanto, unos camiones depositan ladrillos sobre la carretera y otros los recogen y los llevan a un terreno donde se construyen casas, el trabajo tiene que hacerse de manera tan perfecta que los vehículos deben de seguir circulando.

En nuestras arterias sucede algo similar: existen unas sustancias llamadas lipoproteínas de baja densidad (LDL), que depositan el colesterol en las arterias, mientras que otras, las lipoproteínas de alta densidad (HDL), lo recogen y lo llevan a las células para formar hormonas, mientras que la sangre circula por las arterias y lleva los nutrientes a todas las partes de nuestro cuerpo.

Cuando nacemos se da el equilibrio perfecto, pero con el paso de los años y el abuso en el consumo de alimentos de origen animal aumentamos la proporción de LDL, también conocido como colesterol malo. Esto ocasiona que se deposite más colesterol en las arterias del que se puede recoger, lo que termina por impedir la circulación de la sangre, ocasionando un infarto.

Otro riesgo ocasionado por consumir grasas animales o saturadas es que se incrementa la producción de insulina. La última capa del tejido muscular es la que permite el paso del azúcar a las células musculares. Si aumentas el consumo de grasas saturadas el azúcar pasará con mayor dificultad, lo que hace que tu músculo se vuelva resistente a los efectos de la insulina, si el azúcar no pasa al músculo termina por convertirse en grasa. El cuerpo tendrá que esforzarse en producir más insulina lo que se convierte en un círculo vicioso.

Grasas de origen marino

Se realizó un estudio en la población esquimal para evaluar los niveles de colesterol en la sangre. Antes del estudio, los científicos pensaban que esta población iba a presentar niveles muy altos de colesterol en la sangre, ya que los esquimales se alimentan principalmente de grasas de oso y foca. La sorpresa fue que la mayoría de ellos mostraban niveles normales de colesterol en la sangre.

Después de algunos estudios sobre su alimentación, se descubrió que los pescados de agua fría, que también formaban parte de su dieta, contienen un ácido graso llamado omega 3, que incrementa la producción de lipoproteínas de alta densidad (HDL, colesterol bueno), las que recogen el colesterol de las arterias y lo llevan a las células para producir hormonas.

El ácido graso omega 3 se encuentra principalmente en los pescados de agua fría como el salmón, atún, macarela, arenque, trucha y sardinas. Otras fuentes importantes de omega 3 son el aceite de canola y la semilla de linaza.

En general, la dieta americana es muy alta en ácidos grasos omega 6, que están en aceites vegetales, y muy baja en ácidos grasos omega 3, que podemos encontrar en los pescados de agua fría. Sin la cantidad adecuada de omega 3, las células cerebrales no pueden formar neurotransmisores, ordenar la transmisión de señales y absorber la cantidad necesaria de serotonina para mantenernos relajados y de buen humor.

La falta de equilibrio entre los ácidos grasos omega 6 y los ácidos grasos omega 3 se ha asociado con la aparición de enfermedades crónicas como la diabetes, artritis reumatoide, colitis, depresión y trastornos cardiovasculares.

Para recuperar el equilibrio de los ácidos grasos, comienza por agregar una cucharada de semilla de linaza molida a tu dieta diaria. Puedes añadirla a tu licuado matutino o combinarla con el aderezo de tu ensalada. También puedes encontrar suficientes cantidades de omega 3 en el aceite de canola y en las semillas de girasol. Después de algunos meses de consumir mayores cantidades de pescados de agua fría, semilla de linaza molida, chía y aceite de canola, comenzarás a notar que tu cabello y tus uñas se vuelven más resistentes y que cada día te encuentras de mejor humor.

Grasas vegetales

Las grasas vegetales se encuentran en algunos aceites como el de maíz, girasol, ajonjolí, cártamo, soya, cacahuate, etcétera.

La población estadunidense ha incrementado el consumo de aceites polinsaturados y margarinas en los últimos 30 años, lo que representa serios riesgos para la salud.

En los archivos de medicina interna de la American Medical Association del 12 de enero de 1988, se reportó que en un estudio en el que se evaluó a 61,471 mujeres, las cuales consumieron una dieta rica en grasas polinsaturadas y aumentaron el riesgo de padecer cáncer de seno en un 69%. Otro estudio en Iowa reportó un incremento del 50% de cáncer como consecuencia del consumo de grasas polinsaturadas y margarinas.

La dieta occidental contiene 20 veces más grasas omega 6 que omega 3, cuando la proporción saludable debería ser de 4 a 1.

Las grasas más dañinas para la salud son las grasas hidrogenadas conocidas como grasas *trans*, aquellas que han sido transformadas por un proceso de hidrogenación, como la manteca vegetal, la margarina y la mayonesa.

Checa las etiquetas y evita el consumo de productos que contengan grasas hidrogenadas como las presentes en algunos productos comerciales; mayonesas, botanas, papas fritas, galletas, bisquet, pan dulce, tortillas de harina de trigo, etcétera.

GRASAS VEGETALES BUENAS

Las semillas consumidas en su forma natural contienen grasas que son muy buenas para la salud.

Aumenta el consumo de nuez, almendra, pistache, cacahuates, pepitas, ajonjolí y semillas de girasol.

Las nueces previenen el cáncer

Un informe reciente, publicado por el Instituto Americano de Cáncer y la Fundación Mundial de Investigación sobre el Cáncer, mostró que las nueces contienen gran-des cantidades de ingredientes bioactivos que fortalecen la salud, entre ellos, fitoquímicos, vitaminas, minerales y fibra.

Existen numerosos estudios que demuestran que la nuez puede prevenir el cáncer de colon en ratones de laboratorio y evitar la proliferación de células cancerosas en la próstata y el pulmón. En estos experimentos *in vitro*, dos fitoquímicos específicos, la quercitina y el kaemferol, han probado su eficiencia en la lucha contra el cáncer.

Las bondades del aceite de oliva

Un estudio publicado en el *American Journal of Nutrition* reveló que las mujeres que consumen aceite de oliva y vinagre en su ensalada diaria pueden reducir el riesgo de ataque cardiaco.

El aceite de oliva contiene una gran cantidad de ácido alfalinolénico, un tipo de grasa que evita la formación de placas en las arterias. También es posible que los antioxidantes naturales del aceite de oliva ayuden a impedir la oxidación del LDL o colesterol malo, causa principal de la obstrucción de las arterias.

En el *Journal of The National Cancer Institute* se reportó que una ración de aceite de oliva al día reduce el riesgo de cáncer de seno en un 25%.

Las mujeres que viven en las regiones mediterráneas, cuya dieta es rica en aceite de oliva, tienen 50% menos riesgo de padecer cáncer de seno que las mujeres estadounidenses.

El aceite de oliva que más se recomienda es el extra virgen, ya que ha sido prensado en frío y no contiene solventes químicos.

Se recomienda consumirlo en frío y no utilizarlo para cocinar ya que se satura fácilmente.

El mejor aceite para cocinar es el aceite de canola que es rico en omega 3 y tiene una temperatura de saturación más alta que la del aceite de oliva.

Una dieta alta en grasas puede ser buena para la salud

Un estudio reciente, publicado en la revista *Neurology*, reveló que la grasa y las proteínas de la dieta pueden proteger contra cierto tipo de demencia a personas que han sufrido un infarto. Dicho estudio mostró que pacientes que eligieron seguir una dieta moderada en grasas y proteínas, y moderada en carbohidratos tuvieron 57% menos riesgo de desarrollar demencia después de un infarto, en comparación con otras que prefirieron la dieta tradicional, alta en carbohidratos y baja en grasas y proteínas.

Cuando se consume una dieta baja en grasas pero alta en hidratos de carbono refinados y azúcares, el organismo produce una grasa saturada llamada ácido palmítico, una de las peores, que se refleja a través del aumento de triglicéridos en la corriente sanguínea.

En cambio, las proteínas y las grasas buenas contribuyen a restaurar las paredes de las venas y arterias cerebrales por su contenido de vitamina E, actúan impidiendo la oxidación del colesterol en las arterias.

Mitos y verdades acerca de la grasa

Mito *Las grasas que consumimos están relacionadas con la cantidad de grasa que tenemos en nuestro cuerpo*

No necesariamente. Podemos consumir poca grasa durante el día y, sin embargo, tener un porcentaje elevado de grasa corporal.

Algunos alimentos *light* son bajos en contenido de grasa pero contienen almidones. Si consumimos demasiados azúcares o almidones acabamos por convertirlos en grasa, que se deposita en el tejido adiposo.

Son tres los macronutrientes que proporcionan calorías. Los carbohidratos que proporcionan cuatro kilocalorías por gramo, las proteínas que aportan cuatro kilocalorías por gramo y las grasas que proporcionan nueve. Es por ello que se ha recomendado disminuir su consumo en la alimentación. Sin embargo, el consumo de en la cantidad adecuada es excelente para adelgazar de manera sana. De hecho, nos ayudan a bajar de peso manteniendo nuestra piel firme y lubricada.

La realidad es que el consumo excesivo de grasas no es el único culpable del sobrepeso. Si consumimos más calorías de las que nuestro cuerpo necesita, ya sea en carbohidratos, proteínas o grasas, vamos a acumularlas en nuestro organismo.

Pensemos en las calorías como en la energía que un tren de vapor necesita para llegar a su destino en un día. Si ponemos más carbón del necesario, no se va a quemar y se va a quedar ahí, estorbando.

Abundan las personas que cocinan sin grasa, consumen carnes asadas y ensaladas con limón, pero agregan una gran cantidad de carbohidratos que terminan por convertirse en grasa corporal.

Verdad *Consume grasa y adelgaza*

Las grasas favorecen la liberación de una hormona llamada colecistoquinina, que avisa al cerebro que estás satisfecho. Así, añadir un poco de grasa en cada comida puede ayudar a eliminar el apetito. Es recomendable que elijas grasas saludables como almendras, nueces o aguacate, aceite de oliva, de canola o de linaza.

Un estudio reciente llevado a cabo por el doctor Cummings en la Universidad de Washington reportó niveles altos de una hormona llamada grelina, producida por personas que han sido sometidas a dietas de reducción.

Se cree que la producción de grelina manda señales de hambre al organismo como medida de protección para sobrevivir. La producción de grelina aumentó en 50% en aquellas personas que se sometieron a dieta de reducción. Lo que ocasiona que la persona vuelva a comer y no logre mantenerse en el peso deseado.

Los niveles aumentaron cuando el estómago se encontraba vacío.

Una dieta moderada en grasas estimula la liberación de enterogastrona, sustancia que actúa para inhibir la secreción y motilidad gástrica, por lo que se vuelve lenta la liberación de las grasas o lípidos hacia el duodeno. Como resultado una porción de una comida con grasa puede permanecer en el estómago hasta cuatro horas o más, provocando sensación de saciedad.

Mito *El consumo de grasas aumenta los triglicéridos en sangre*

Algunas personas que se someten a análisis clínicos registran altos niveles de triglicéridos e inmediatamente piensan que están relacionados con las grasas que consumen. Sin embargo, el aumento de triglicéridos generalmente se debe al abuso de carbohidratos como el pan, arroz, tortillas, galletas, pasteles, refrescos, etcétera.

Verdad *Las grasas nos ayudan a evitar el envejecimiento prematuro*

Las grasas buenas son ricas en vitamina E, un antioxidante muy poderoso que retrasa el envejecimiento de la piel y nos ayuda a evitar enfermedades relacionadas con el deterioro de las células, como el cáncer, cataratas, enfisema pulmonar, artritis y alzheimer.

Mito y verdad *Las grasas vegetales son buenas, las animales son malas*

Las grasas vegetales hidrogenadas, como la margarina y la manteca vegetal, favorecen la producción interna de colesterol en el organismo, por lo que deben evitarse.

Por lo general, los aceites vegetales naturales no afectan los niveles de colesterol en la sangre.

Las grasas animales como la mantequilla, el chorizo y la crema, así como los embutidos y algunos mariscos como los ostiones y almejas, sí aumentan los niveles de colesterol en la sangre y favorecen el riesgo de padecer enfermedades cardiovasculares.

En cambio, las grasas de las semillas, como almendras, nueces, ajonjolí, etcétera, son fuentes de calcio, zinc y vitaminas que favorecen la salud de nuestro organismo.

Es muy importante que cambiemos nuestros hábitos alimenticios, y reduzcamos o suprimamos el consumo de embutidos como salami, tocino, chorizo, etcétera, que empobrecen nuestra salud y nos ponen en riesgo de padecer un sinnúmero de enfermedades.

Tres maneras de reducir la cantidad de grasa al cocinar

- Reduce progresivamente la cantidad de aceite indicado en la receta, hasta que llegues a utilizar la mitad.
- Cuando elijas atún, prefiere el que viene en agua y escoge los quesos frescos en vez de los maduros.
- Puedes reducir la cantidad de aceite que usas al cocinar tapando la sartén donde preparas la comida; esto conserva la humedad y evita que los alimentos se peguen.

"Toma alrededor de 8 a 10 semanas acostumbrarnos al sabor de alimentos bajos en grasa", opina el doctor Richard Mattes, profesor de nutrición de la Universidad de Purdue, pero una vez habituados, llegamos a preferir los alimentos bajos en grasa.

Cambia las grasas saturadas por grasas buenas

Es preferible	En vez de
Leche semidescremada	Leche entera
Yogurt bajo en grasa	Crema
Queso panela o cottage	Queso manchego o Chihuahua
Nieve de agua	Helado de leche
Pollo o pavo sin piel	Pato o codorniz
Atún en ague	Atún en aceite
Pescado	Ostión o almeja
Hierbas, vino	Gravies y salsas especiales

Salsas de chile	Salsas de carne
Verdura cruda	Papas fritas o chícharos
Agua o té	Malteada o chocolate
Palomitas naturales	Palomitas con mantequilla
Pan integral	Pan dulce
Pastel de fruta	Pastel de queso
Gelatina	Natilla o budín

A veces nos parece imposible que para conservar nuestra salud sólo se requiera de una alimentación sencilla y natural basada en verduras y frutas frescas, pescados de agua fría, cereales integrales, aceite de oliva, aguacate y semillas.

Gracias a los alimentos tenemos al alcance de la mano la oportunidad de tener una vida plena de salud física y mental.

V

Los peligros de una mala alimentación

Los peligros de la sal

Algunos expertos aseguran que comer demasiada sal puede dificultar o impedir la absorción de calcio en el cuerpo. Su excesivo consumo puede sobreestimular las glándulas suprarrenales, lo que ocasiona agotamiento, fatiga crónica e hipertensión. El abuso en el consumo de sal aumenta la retención de líquidos en el cuerpo y proporciona una presión adicional al corazón. Por último, crea acidez estomacal, lo que establece la condición ideal para desarrollar úlceras. El consumo de alimentos salados se ha relacionado también con el acné.

Disminuye la sal de tu dieta

Para evitar el abuso de la sal, limita el consumo de alimentos enlatados. Para sazonar tus platillos, utiliza especies o **vegetales deshidratados** y modera el consumo de consomé de pollo, salsa de soya o salsa Maggi. Asimismo, reduce el consumo de carnes frías y embutidos.

El consumo elevado de sal puede ocasionar una acumulación de líquidos en el organismo, lo que generalmente se percibe porque se hinchan las manos y los pies. La retención de agua o edema persistente puede ser un indicador de enfermedades cardiovasculares, problemas de hígado, vejiga o riñón, o puede ser el resultado de alguna alergia.

Para reducir o evitar la retención de agua se recomienda consumir de dos a tres litros de agua al día. Se recomienda que sea agua de jamaica, por su efecto diurético, y se le puede añadir, mientras hierve, perejil o cabellos de elote. También puedes tomar agua de pepino o pepino con limón.

Varios países, así como la Organización Mundial de la Salud, han adoptado recomendaciones para reducir la ingesta de sodio en la dieta, que debe ser de 2 a 4 gramos al día, equivalente a 5 o 10 gramos de cloruro de sodio como máximo. Actualmente, las guías dietéticas en Estados Unidos recomiendan límites de 2.5 gramos, lo que equivaldría a media cucharadita de sal por día.

La principal razón para recomendar la disminución de la ingesta de sodio es la relación existente entre los altos consumos de sodio y la presión arterial alta. Existen evidencias que indican que el riesgo de desarrollar enfermedades cardiovasculares se vincula estrechamente con los rangos de ingestión de sodio.

No tienes que eliminar la sal de tu alimentación, sólo

reduce su consumo. En algunos países se ha optado por añadir yodo a la sal para evitar su deficiencia, la sal yodada actúa como un vehículo para proveer a la población de este mineral. El yodo favorece el funcionamiento de la tiroides. Recuerda la clave es la moderación.

Los riesgos del alcohol

Estudios recientes han llegado a la conclusión de que las personas que beben alcohol en pequeñas cantidades tienen menor riesgo de padecer enfermedades cardiovasculares que las personas que no beben. Sin embargo, los que toman alcohol en exceso no tienen el mismo efecto protector.

Aunque no se ha entendido por completo cómo opera en el organismo el consumo de alcohol, se sabe que el consumo de cantidades moderadas aumenta los niveles de lipoproteínas de alta densidad (HDL), comúnmente conocidas como colesterol bueno. Algunas evidencias afirman que el alcohol disminuye la agregación plaquetaria, lo que disminuye el riesgo de sufrir una obstrucción de las arterias coronarias.

En los países mediterráneos, donde se consume una copa de vino tinto al día, el índice de mortalidad por enfermedades coronarias ha disminuido. Sin embargo, en las personas que consumen tres o más copas de alcohol al día se han observado daños en el músculo cardiaco y otros problemas de salud.

El consumo de alcohol en exceso ocasiona deficiencias de vitaminas B1, B2, B6, niacina, ácido fólico, vitamina C, magnesio, sodio, potasio, cloro y zinc, lo que provoca irritabilidad y deshidratación de los tejidos.

La adicción a la cafeína

La cafeína es un alcaloide que se puede extraer del café, el té o el mate. Según el doctor John Huges, profesor de siquiatría de la Universidad de Vermont, la cafeína es una sustancia que puede crear adicción, y que afecta a nivel cerebral las emociones o las acciones de una persona, haciendo que cambie su estado de ánimo y su conducta.

De acuerdo con la definición proporcionada por la Organización Mundial de la Salud (OMS), la adicción es un estado de intoxicación periódico o crónico, producido por el consumo repetido de una sustancia.

Una taza de café puede despejar la mente, mantenernos alerta y más concentrados. Sin embargo, el café consumido en exceso puede causar ansiedad y tensión.

La cafeína irrita las mucosas digestivas y puede ocasionar agruras; amén de que tiene un efecto diurético y provoca la descalcificación de los huesos. También reduce las concentraciones de vitamina B en el organismo, afectando la salud del sistema nervioso.

¿Cómo decirle adiós al café?

Tomar grandes cantidades de café afecta la salud de nuestro organismo. Cuando tomamos la decisión de abandonar el café comenzamos a tener alguno o varios de los siguientes síntomas: fatiga, dolor de cabeza, depresión y dificultad para concentrarnos. Esto se debe a que la cafeína tiene efectos adictivos. Sin embargo, vale la pena hacer el sacrificio, ya que los efectos sólo duran unos cuantos días y al cabo de una semana desaparecen por completo.

Reducir o dejar el consumo de café te dará grandes recompensas. Varios estudios coinciden en que una dosis elevada de cafeína aumenta la incidencia de osteoporosis, úlceras, gastritis, taquicardia e hipertensión arterial. Otros estudios han mostrado que existe una relación entre algunos problemas de fertilidad y aborto y las personas que consumen mayor cantidad de cafeína.

Los últimos estudios indican que algunos derivados de la cafeína estimulan la producción de insulina. De modo que si abusamos del consumo de café negro, o refrescos de cola (aunque sean dietéticos) estaremos incrementando la necesidad de consumir azúcar, lo que aumentará nuestro deseo de alimentos dulces y, por consiguiente, nuestro peso.

¿Cómo eliminar o reducir el consumo de café?

La mejor manera de evitar el síndrome de abstinencia es comenzar por reducir de manera paulatina la cantidad de cafeína que tomamos diariamente. Si bebes cinco tazas de café o cuatro de té o seis latas de refrescos de cola, puedes reducir su consumo 25% cada semana.

La primera semana comienza por reducir a la mitad tu bebida con cafeína y aumentar el consumo de agua, si no te gusta el agua sola, puedes añadir limón, jamaica o una hojita de menta o hierbabuena.

En el caso de los refrescos de cola, comienza por agregarles un poco de agua natural o mineral, hasta que desaparezca el hábito por completo.

El efecto de los refrescos en la salud

El consumo de refrescos con azúcar provoca obesidad y sobrepeso, ya que estas bebidas contienen grandes cantidades de sacarosa, glucosa y fructuosa, azúcares que llegan rápidamente a la sangre, provocando así un aumento de insulina que les permite pasar a los tejidos y convertirse en grasa. Se ha asociado el aumento del consumo de refresco con la obesidad hasta en un 34%.

Se ha observado que el consumo de un litro por día ocasiona el aumento de un kilo de peso en tres semanas. Además, el consumo de refresco desplaza el consumo de alimentos nutritivos como las frutas, lo que afecta la calidad de la alimentación. El refresco, además, daña la integridad de los dientes, ya que disuelve el esmalte dental y ocasiona caries.

También se ha relacionado el consumo de refrescos con hiperactividad en los niños, y hay testimonios que muestran que al disminuir 50% el consumo de azúcares y refrescos, mejora el comportamiento en 42% de los casos.

Los refrescos carbonatados o refrescos de cola contienen cantidades importantes de cafeína, lo que puede provocar trastornos de sueño. Durante el sueño se estimula la hormona del crecimiento, por lo que un sueño profundo y reparador puede ayudar a un adecuado crecimiento en el niño y a la formación de músculo en el adulto.

Además, los refrescos con gas contienen ácido fosfórico, lo que dificulta la absorción de calcio y tiende a ocasionar osteoporosis.

El mito de los refrescos *light*

La mayoría de los refrescos de cola sin azúcar contienen cafeína, sustancia que estimula la producción de insulina. Como ya mencionamos anteriormente, este aumento de insulina hace que disminuya el nivel de azúcar en la sangre y que, en consecuencia, a las pocas horas sintamos la necesidad de consumir carbohidratos. De esta forma, las personas que consumen grandes cantidades de refrescos de dieta entran fácilmente al "círculo vicioso de los carbohidratos": comer-comer.

Los sustitutos del azúcar

Los endulzantes artificiales han sido materia de discusión durante los últimos cinco años. En 1980, la Organización Mundial de la Salud aceptó su consumo.

Sin embargo, el consumo de endulzantes artificiales puede tener efectos colaterales en el organismo: cuando las glándulas salivales detectan el sabor dulce, el organismo se prepara para digerir carbohidratos, y como no los encuentra se siente desconcertado y se prepara para aprovechar al máximo el momento en que éstos se consuman, lo que lo lleva a producir un exceso de insulina. Algunos estudios han encontrado un exceso en la producción de insulina en personas que abusan del consumo de los endulzantes artificiales. Y la insulina, como hemos visto, favorece el almacenamiento de carbohidratos en forma de **grasa** en el organismo.

Lo ideal sería que aprendiéramos a disfrutar del sabor de los alimentos naturales, y no fomentáramos en nuestra dieta el consumo y la afición excesiva por las cosas dulces, tanto bebidas como alimentos. Tomar agua natural o leche semidescremada es mucho mejor que tomar refrescos con endulzantes. No olvidemos que, además, el ácido fosfórico contenido en el gas de los refrescos ocasiona descalcificación en los huesos.

Fructosa

Cuando se descubrió que el azúcar de la fruta llega lentamente a la sangre, algunas empresas comenzaron a desarrollar un endulzante artificial y para fines comerciales le pusieron el nombre de fructosa, sin embargo, este endulzante no se extrae de la fruta sino del jarabe del maíz, y tiene un índice glicémico más alto que el azúcar refinada.

Actualmente la mayoría de los distribuidores de refrescos usan el jarabe de maíz para endulzar y de esta manera evitar los gastos de almacenamiento y mano de obra, lo que puede aumentar aún más el riesgo de diabetes y obesidad.

Testimonios

Estoy feliz, he bajado tres kilos...

Hola Paty, gracias por los consejos,

¿Sabes que he bajado tres kilos desde que compré el libro? No me había dado cuenta, compré el libro hace ocho días y empecé a incluir en mi dieta más vegetales y frutas que harinas blancas, eliminé los yogurt y los cereales, también empecé a comer galletas de soda en vez de galletas integrales de avena, eliminé los refrescos light. Yo en cada comida o a media mañana o tarde me tomaba un vaso de coca zero, también en el cine me comía una crepa de zarzamora y queso crema, y un capuchino. Casi todos los sábados hacía eso. Pues dejé de hacerlo, también empecé a tomar agua de avena sin azúcar para el estreñimiento, porque soy un poco estreñida, y resulta que combinando todos los alimentos en su grupo, empecé a sentirme mejor y cuál fue mi sorpresa ayer, cuando estaba en un centro comercial con mi esposo, y me subí a uno de los aparatos electrónicos para medir peso, estatura y presión, cuando vi el resultado me alegré tanto que grité de la emoción al ver que ¡por fin! me había quitado esa medida que oscilaba entre 70 y 69 kilos, ya que el resultado de la medición fue de 66 kilos.

Gracias una vez más y le prometo que lo voy a lograr. Mañana me voy de viaje a Venezuela y allá voy a seguir bajando por que mi norte en este momento es volver a ser delgada como era antes.

Gracias

Claudia R.

VI

La Dieta de los Asteriscos

Llegamos al siglo XXI, después de recorrer un largo camino en cuanto a los conocimientos sobre nutrición. Como en todo recorrido, la búsqueda de soluciones a los problemas de salud nos ha llevado a caer en extremos en las recomendaciones sobre alimentación.

Algunos médicos, encabezados por el doctor Atkins, han abogado por una dieta alta en grasas animales, que provoca daños en el sistema circulatorio. Otros, con base en la pirámide nutricional, han recomendado una dieta alta en carbohidratos que ha aumentando los índices de sobrepeso, diabetes y triglicéridos en la sangre. Y otros más han subrayado las bondades de una dieta alta en proteínas, que proporciona una sobrecarga de trabajo para el riñón y produce un exceso de ácido úrico.

¿Cuál es la dieta que nos permite adelgazar y mejorar nuestra salud?

La dieta de los asteriscos

La dieta de los asteriscos es la base del equilibrio. Propone la combinación ideal de los diferentes nutrimentos con el fin de obtener la respuesta hormonal adecuada, lo que te permitirá adelgazar y mantenerte sano.

La dieta de los asteriscos es un sistema nutricional completo y novedoso, que te permitirá mejorar tu calidad de vida y alcanzar el peso que tanto has deseado.

Te ayudará a perder grasa sin perder músculo, aumentará tu concentración y tu memoria e incrementará tu rendimiento físico.

La dieta de los asteriscos es el resultado de 27 años de estudio y práctica en consultas particulares, por lo que ofrece un método fácil y accesible para bajar de peso. Es la dieta ideal, ya que puede adaptarse a ti, a tus gustos y preferencias, a tu estilo de vida.

La dieta de los asteriscos contiene la cantidad indispensable de proteínas para reparar tus músculos y tejidos sin dañar tu riñón, es rica en grasas buenas; semillas y aceites marinos que limpiarán tu colesterol, te ayudarán a formar hormonas y permitirán que adelgaces conservando la juventud y la lozanía de tu piel. Además es rica en fibra, vitaminas, minerales y fitonutrientes que te permitirán evitar enfermedades y conservar tu salud.

El ABC de los asteriscos

El primer paso para alcanzar un estado óptimo de salud es conocer nuestro peso Ideal y diseñar una dieta que nos ayude a alcanzarlo.

El peso ideal puede calcularse checando las tablas de peso-talla que se presentan a continuación.

Altura	Hombre	Mujer	Altura	Hombre	Mujer
Metros	Kg	Kg	Metros	Kg	Kg
1.40	...	40 - 53	1.70	58 - 73	53 - 67
1.45	...	42 - 54	1.72	59 - 74	55 - 69
1.50	...	43 - 55	1.74	60 - 75	56 - 70
1.52	...	44 - 56	1.76	62 - 77	58 - 72
1.54	...	44 - 57	1.78	64 - 79	59 - 74
1.56	...	45 - 58	1.80	65 - 80	...
1.58	51 - 64	46 - 59	1.82	66 - 82	...
1.60	52 - 65	48 - 61	1.84	67 - 84	...
1.62	53 - 66	49 - 62	1.86	69 - 86	...
1.64	54 - 67	50 -	1.88	71 - 88	...

		64				
1.66	55 - 69	51 - 65		1.90	73 - 90	...
1.68	56 - 71	52 - 66		1.92	75 - 93	...

Una persona de huesos angostos puede encontrarse en el rango bajo, mientras que una persona de huesos anchos puede encontrarse en el rango alto de la tabla.

Si eres de huesos medianos puedes estar en el rango medio.

Si eres mujer:

Si tienes dudas, para determinar tu complexión mide con una cinta métrica la circunferencia de tu muñeca y divide:

Tu estatura (sin punto decimal) / Circunferencia de tu muñeca = Complexión

Huesos angostos, resultado mayor a 11.

Huesos medianos, resultado entre 10.1 a 11.

Huesos anchos resultado menor a 10.1

Si eres hombre:

Si tienes dudas para determinar tu complexión mide con una cinta métrica la circunferencia de tu muñeca y divide:

Tu estatura (sin punto decimal) / Circunferencia de tu muñeca = Complexión

Huesos angostos, resultado mayor a 10.4.

Huesos medianos, resultado entre 9.6 a 10.4.

Huesos anchos resultado menor a 9.6.

Si te encuentras cerca del peso ideal con dos o tres kilos de diferencia, no te preocupes, siempre existe un rango de peso ideal y puedes conservarte como estás. Nadie mejor que tú conoce cuál es realmente tu peso ideal, el peso donde te has sentido bien, con energía y un buen rendimiento físico y mental.

Es necesario subrayar que el peso ideal que calcules con este índice es un valor aproximado, ya que el peso ideal varía de acuerdo con el porcentaje de músculo y grasa. Algunas personas realizan mucho ejercicio y, debido a que el músculo pesa, pueden encontrarse por encima del peso ideal y estar en perfectas condiciones físicas, mientras que otras pueden estar en el peso ideal y sin embargo tener un alto porcentaje de grasa en el organismo.

El músculo ocupa el volumen de un kilogramo de jamón, mientras que la grasa, el equivalente a un kilogramo de manteca vegetal. Por eso, si tus medidas no son las adecuadas, puedes empezar desde ahora a quemar grasa y sustituirla por músculo. No te preocupes si no estás bajando de peso, puedes adelgazar y conservarte en el mismo peso o incluso subir. Lo importante es que la talla que usas se irá reduciendo y ese será el mejor indicador de que vas por el camino correcto.

Paso2

Una vez que conoces tu peso ideal, si te encuentras arriba de él, puedes verificar cuál es la cantidad de asteriscos que necesitas para adelgazar. ¿Cómo calcular nuestra necesidad de asteriscos?

Cálculo de asteriscos (Dieta de reducción):

Estatura mujer:

< 1.50 m = 3.5 asteriscos

1.51 - 1.69 m = 4 asteriscos

1.70 m > = 5 asteriscos

Estatura hombre:

< 1.65 m = 4 asteriscos

1.65 - 1.79 m = 5 asteriscos

1.80 m > = 6 asteriscos

Un asterisco es un paquete que contiene un amarillo (carbohidrato), un rojo (proteína) y un azul (grasa) y los verdes (verduras libres). Checa las raciones al final del libro.

Si eres un hombre alto y necesitas seis asteriscos para tu dieta de reducción puedes dividirlos así:

Desayuno: 2 asteriscos = 2 raciones de carbohidratos, 2 de proteína y 2 de grasa.

Comida: 2 asteriscos = 2 raciones de carbohidratos, 2 de proteína y 2 de grasa.

Cena: 2 asteriscos = 2 raciones de carbohidratos, 2 de proteína y 2 de grasa.

Total: 6 asteriscos al día.

Si realizas ejercicio aeróbico:

Elige un carbohidrato extra por hora de ejercicio, de preferencia antes de realizarlo.

Si realizas ejercicio de resistencia, como ligas o pesas:

Elige un carbohidrato y una ración de proteína, de preferencia después del ejercicio.

Para aumentar el metabolismo, lo ideal es comer cada tres horas por lo que puedes comer medio carbohidrato de fruta a media mañana y a media tarde. Como la fruta tiene un índice glicémico lento no afecta tus niveles de insulina y puedes comerla sola.

Recuerda que el mínimo de asteriscos a consumir es de 3.5 para la mujer y 4 para el hombre. Lo ideal es comer cada tres horas para aumentar el metabolismo.

Periodo de adelgazamiento:

Con la dieta de los asteriscos reducirás de cuatro a cinco kilogramos de peso cada mes.

El equivalente a una talla de ropa

Para calcular el período de adelgazamiento resta:

Peso actual - Peso Ideal = Kg por adelgazar

Kg para adelgazar entre 4 = periodo de adelgazamiento en meses / mujer

Kg para adelgazar entre 5 = periodo de adelgazamiento en meses / hombres

Nota: Los hombres tienen más músculo que las mujeres por eso adelgazan a mayor velocidad.

Pide tu dieta personalizada aqui: www.dietadelosasteriscos.com

Comenzando tu dieta

Si tienes algunos kilos de más, seguramente estás produciendo más insulina de la necesaria por lo que el primer paso para adelgazar es bloquear la sobreproducción de esta hormona.

La insulina puede aumentar por dos razones:

- Por consumir más azúcar de la que nuestro organismo necesita.
- Por consumir alimentos que llevan muy rápido el azúcar a la sangre.

Existen dos órganos en nuestro cuerpo que requieren de azúcar o glucosa para funcionar adecuadamente: el cerebro y el músculo.

Si una persona desea adelgazar debe disminuir la cantidad de carbohidratos dotando de combustible únicamente al cerebro, para que el músculo utilice las reservas de grasa almacenada.

Cuando desea mantenerse debe aumentar la ingesta de carbohidratos dotando de combustible al cerebro y al músculo.

Y cuando desea aumentar de peso, debe aumentar aún más la ingesta de carbohidratos para que el exceso, se almacene como grasa.

Las proporciones de proteínas permanecen estables y únicamente aumentan cuando la persona realiza ejercicios de resistencia como levantamiento de pesas, o durante ciertas etapas de la vida como la niñez, la adolescencia o durante el embarazo y la lactancia.

Algunas dietas o barras nutricionales como la Zona o Balance, recomiendan una proporción fija de carbohidratos, proteínas y grasas (40%, 30%, 30%), sin adaptarse a las necesidades individuales de la persona.

Consumir 30% de proteínas en una dieta de mantenimiento o bien, en una dieta para aumentar de peso, puede dañar el riñón.

En la Dieta de Los Asteriscos durante el período de mantenimiento y el de reducción, la cantidad de proteína permanece igual. No se recomienda reducir su consumo cuando deseas adelgazar, ya que se requiere para formar músculo y mantener los tejidos firmes.

En cambio para adelgazar se recomienda reducir la cantidad de carbohidratos y aumentar su consumo para mantenerte en tu peso.

Carbohidratos = amarillos

Es importante que en cada comida consumamos alguna fuente de carbohidrato para suplir las necesidades de azúcar del cerebro. El cerebro necesita glucosa para funcionar, si no la encuentra convierte los aminoácidos del músculo en fuente de energía. Por lo que una comida sin carbohidratos, provoca pérdida de músculo, mientras que una comida que satisface las necesidades de azúcar del cerebro permitirá que la persona se sienta con energía y comience a quemar las reservas de grasa.

Cuando el músculo no recibe carbohidratos utiliza las reservas de grasa como fuente de combustible, por lo tanto, la dieta ideal para adelgazar deberá de satisfacer las necesidades del cerebro y no las del músculo de modo que éste comience a utilizar la grasa almacenada.

No es posible que consumamos una dieta balanceada cuando tenemos sobrepeso, ya que nuestro organismo no está en equilibrio (tiene demasiadas reservas de grasa y esta produciendo mayor cantidad de insulina de la necesaria), así que para adelgazar tenemos que reducir el consumo de carbohidratos y bloquear la sobreproducción de insulina, de modo que el músculo termine de quemar la grasa almacenada, una vez que esto suceda y alcancemos el peso ideal podremos aumentar la cantidad de carbohidratos para satisfacer las necesidades del cerebro y del músculo y mantenernos en un balance adecuado.

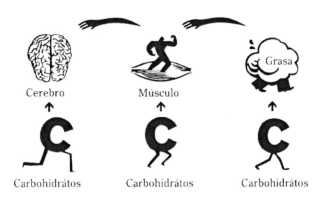

Cerebro   Músculo   Grasa

Carbohidrátos   Carbohidrátos   Carbohidrátos

Diseña tu dieta

Una vez que calculaste el número de asteriscos que debes consumir durante el periodo de adelgazamiento puedes comenzar a diseñar tu dieta.

Recuerda que cada asterisco es un paquete que contiene carbohidratos, proteínas y grasas.Los verdes son libres.

Es importante que consumas una ración de carbohidratos en cada comida para mantener tu cerebro alerta y productivo.

Un carbohidrato equivale a 1 toronja, 2 tazas de melón, 4 ciruelas o 1 pera.

Puedes dividirlas así:

Ejemplo: *4 amarillos al día, puedes poner uno en cada comida y medio a media mañana y a media tarde.*

1 amarillo	Desayuno: 1 toronja
½ amarillo	Media mañana: 2 ciruelas
1 amarillo	Comida: 2 tazas de melón
½ amarillo	Media tarde: 10 uvas
1 amarillo	Cena: 1 pera

Recuerda que los carbohidratos son utilizados en primer lugar por el cerebro y si éstos sobran pasan al músculo. Para quemar las reservas de grasa almacenada, lo que tenemos que hacer es sólo cubrir las necesidades de azúcar del cerebro, con un amarillo, para que el músculo, al no encontrar carbohidratos, utilice las reservas de grasa como fuente de energía.

Es importante que *no juntes todos los amarillos* en una sola comida, ya que llegaría demasiada azúcar a tu sangre y terminarías por convertirla en grasa. Escoge un en cada comida o dos si eres un hombre alto, para cubrir las necesidades de tu cerebro y lograr que tus músculos comiencen a utilizar la grasa almacenada.

¿Dónde se encuentran los carbohidratos?

Los carbohidratos se encuentran principalmente en la fruta y los cereales. Sólo que existe una gran diferencia entre los dos. Mientras el azúcar de la fruta llega lentamente a la sangre, los almidones de los cereales llegan a gran velocidad.

La energía que brindan los carbohidratos puedes compararla con el fuego, los alimentos representan el material que arde.

Piensa en una fogata, los cereales representan al papel periódico que produce fuego inmediato pero que pronto se acaba, en cambio, la energía que brinda la fruta puede compararse con la leña que tarda en encender pero se mantiene ardiendo por mucho tiempo.

El cerebro necesita una cierta cantidad de carbohidratos o azúcares para funcionar durante cuatro horas. Si consumes 2 tazas de melón estarás llevando 15 gramos de azúcar a la sangre de forma paulatina, el cerebro va tomando la cantidad que necesita y poco a poco va llegando más azúcar a la sangre cubriendo las necesidades del cerebro durante cuatro horas. En cambio si consumes una rebanada de pan, los 15 gramos de azúcar llegan a la sangre de un jalón, el cerebro sólo toma la cantidad que necesita, el resto lo pasa al músculo, y debido a que es el músculo el que utiliza grasa, no podrás quemar la grasa acumulada y volverás a tener hambre en poco tiempo.

Para retardar la velocidad es importante combinar los

alimentos formando el asterisco. Cuando escojas un cereal como fuente de carbohidrato, combínalo con fibra, grasa y proteína de modo que los azúcares que contienen lleguen lentamente a la sangre y tu cerebro quede satisfecho, de esta manera el músculo comenzará a utilizar las reservas de grasa.

Siempre que comas un pan, combínalo con un poco de queso o bien, si vas a comer galletas, también come nueces o almendras.

La fruta y el yogur no necesitan combinarse, puedes tomarlos solos a media mañana o a media tarde, ya que contienen carbohidratos de bajo índice glicémico (IG), que llevan lentamente el azúcar a la sangre.

RACIONES DE AMARILLOS (CARBOHIDRATOS)	
Es preferible (Indice glicémico bajo) *Carbohidratos tortuga*	*En vez de* (Indice glicémico alto) *Carbohidratos liebre*
1 toronja en gajos	½ taza de arroz
2 tazas de melon	½ taza de pasta
2 naranjas	1 rebanada de pan integral
2 mandarinas	2 tortillas de maiz
4 ciruelas	4 galletas habaneras
1 manzana	1 galleta de avena
1 taza y media de fresas	2 tazas de palomitas
1 pera	½ bolillo
2 duraznos	4 cucharaditas de mermelada

Estos alimentos son sólo algunos carbohidratos que te servirán de ejemplo para elaborar tus menús. Las listas completas las encontrarás al final de este capítulo.

Ejemplo: *ración de cuatro asteriscos: cuatro carbohidratos / amarillos*

Desayuno	Media mañana	Comida	Media tarde	Cena
(1)	(½)	(1)	(½)	(1)
1 toronja	½ manzana	2 tortillas	2 ciruelas	1 rebanada de pan

Escoge una ración de amarillo por comida para cubrir las necesidades del cerebro, mantener tu músculo y evitar la ansiedad de consumir alimentos dulces.

Hombre

Debido a que el hombre tiene más porcentaje de músculo en su cuerpo y éste utiliza glucosa como combustible, los hombres requieren una mayor cantidad de carbohidratos.

Si eres un hombre y tu dieta es de 5 carbohidratos al día, puedes dividirlos así: uno en el desayuno, uno a media mañana, uno en la comida y uno en la cena.

Ejemplo: *raciones de carbohidratos en un hombre:*

Desayuno	Media mañana	Comida	Media tarde	Cena
(1)	(1)	(1)	(1)	(1)
1 pera	4 ciruelas	½ taza de arroz	1 manzana	2 tostadas

Recomendaciones

Los carbohidratos brindan energía al cerebro por lo que es necesario consumirlos adecuadamente para mantener la concentración y la memoria en óptimas condiciones. Cuando no consumimos carbohidratos, el cerebro no tiene energía para funcionar y comenzamos a padecer agotamiento mental o dolores de cabeza.

Por otro lado, si consumimos carbohidratos en exceso, estimulamos la producción de insulina y favorecemos el almacenamiento de **grasas**. Una vez almacenadas, disminuyen los niveles de azúcar en la sangre y nos sentimos fatigados, mareados o con sueño.

Para lograr tu objetivo, debes reducir el consumo de carbohidratos pero no eliminarlos. Es posible que durante los tres primeros días sientas la ansiedad de consumir azúcares, pero poco a poco esta necesidad disminuirá y será sustituida por una sensación de bienestar y tranquilidad.

No elimines los amarillos de tu alimentación, si en alguna comida no tomas carbohidratos o azúcares, tu cerebro los va a necesitar, y por eso te sentirás con deseos de comer algo dulce, y esa ansiedad puede ser difícil de controlar. O peor aún, te sentirás desganado y sin energía.

Lo ideal es comenzar tu dieta eligiendo las mejores fuentes de carbohidratos.

Siempre elige por lo menos *un amarillo* por comida, lo que permitirá que el azúcar alimente tu cerebro y te sientas de buen ánimo.

Las frutas

Si tu estilo de vida te lo permite, elige tus amarillos de

fruta durante las primeras dos semanas, y poco a poco ve incluyendo los cereales (carbohidratos de índice glicémico alto) en tu alimentación.

Escoge de preferencia las frutas que tienen un alto contenido de fibra y llevan lentamente el azúcar a la sangre. Las mejores opciones son el melón, la toronja, las ciruelas y las fresas, aunque también puedes elegir manzanas, mandarinas, naranjas, sandía, papaya o piña. Evita las frutas que tienen azúcares de índice glicémico elevado, como el mango, el plátano y el mamey.

Si prefieres tomar la fruta en jugo, agrega algo de fibra para retardar la velocidad de absorción de los azúcares: puedes licuar el jugo de una toronja con nopal, apio o chayote.

Las grasas = azules

Las grasas son esenciales para formar hormonas y mantener la temperatura del organismo. Además son el vehículo a través del cual se transportan las vitaminas A, D, E y K, de modo que si consumimos una dieta baja en grasas tendremos deficiencias de vitaminas.

Se recomienda acompañar los amarillos con una ración de grasa *en cada comida*.

Si te corresponden *4 asteriscos,* puedes tomar 4 raciones de grasa.

Si te corresponden *5 asteriscos,* escoge 5 raciones de grasa.

Para mantener tu salud en óptimas condiciones, elige las grasas buenas que facilitan la evacuación intestinal, reducen los niveles de colesterol en sangre, mejoran el funcionamiento hormonal y mantienen tu piel joven y lubricada.

Es importante que consumas grasa en cada comida, porque las grasas provocan la liberación de colecistoquinina, sustancia que manda al cerebro una señal de saciedad. La grasa también forma hormonas, de modo que las personas que no consumen grasas en su alimentación

Raciones de grasa:

- 1 cucharadita de aceite de oliva
- 1 cucharadita de aceite de canola
- 2 cucharaditas de aguacate
- 6 nueces
- 6 almendras
- 2 cucharaditas de semillas de linaza molida
- 2 cucharaditas de semillas de girasol

EJEMPLO, 4 ASTERISCOS:

Desayuno	Comida	Cena
(1)	(2)	(1)
6 almendras	2 cucharaditas de aguacate	2 cucharaditas de aguacate
	1 cucharadita de aceite	

EJEMPLO, 5 ASTERISCOS:

Desayuno	Comida	Cena
(1)	(2)	(2)
6 nueces	2 cucharaditas de aguacate	2 cucharaditas de aguacate
	1 cucharadita de aceite	1 cucharadita de aceite

Como verás, no tendrás de qué preocuparte si comes carne guisada con una cucharadita de aceite de canola y una ensalada con dos cucharaditas de aguacate o una cucharada de vinagreta.

Las proteínas

El consumo de proteínas es básico para mantener los músculos y los tejidos sanos. Cuando las dietas son deficientes en proteínas se pierde músculo, lo que a la larga ocasiona aumento de peso, ya que cada kilogramo de músculo quema 45 calorías al día, y si no quemamos calorías hacemos más lento nuestro metabolismo y acumulamos grasa.

Cuando elijas proteínas, procura realizar elecciones saludables.

Consume sólo cuatro huevos por semana. Cuando consumas queso, cuida que sea bajo en grasas animales, prefiere el queso Oaxaca, cottage, panela, ricotta y mozarella de preferencia quesos frescos bajos en grasa.

Consume jamones bajos en grasa y en sal, como el jamón de pavo y el jamón tipo York.

Si comes carne roja, hazlo sólo dos veces por semana.

Elige cortes magros como el bistec, la milanesa o el filete.

Cuando comas pollo o pavo retira la piel (es la que contiene grasas saturadas).

Aumenta tu ingesta de pescado, especialmente escoge los pescados de agua fría, como trucha, salmón, atún, sardina, bassa, macarela y arenque. (Contienen omega 3 las grasas que disminuyen los niveles de colesterol en sangre y favo-recen la salud del cerebro.)

Raciones de proteínas = 1 rojo:

- 2 huevos
- 2 rebanadas de jamón
- 100 g de queso panela
- 60 g de carne
- 2 muslos o piernas de pollo
- 1 lata de atún en agua
- ½ taza de queso cottage
- 60 g de pescado

Elige un rojo por cada amarillo.

Si tienes derecho a 4 amarillos elige 4 rojos.

Desayuno	Comida	Cena
(1)	(2)	(1)
100 g de queso	120 g de carne	1 lata de atún

Si eres hombre de estatura mediana o mujer alta tienes derecho a 5 asteriscos.

Desayuno	Comida	Cena
(1)	(2)	(2)
2 rebanadas de jamón	120 g de pescado	200 g de queso panela

VERDES: ALIMENTOS LIBRES

Puedes tomar libremente la cantidad que desees de las verduras (A), encontrarás una lista al final del capítulo. Contienen muy pocos carbohidratos y no afectan la producción de insulina. Consúmelas de preferencia crudas, para aumentar tu ingesta de vitaminas y fibra.

También puedes utilizarlas para preparar caldos o sopas de verdure molida en agua, lo que te dará sensación de saciedad. Entre comidas puedes consumir pepinos o jícamas crudas con limón y chile.

Nota: se recomienda que remojes la jícama durante 20 minutos para quitarle su contenido de almidón.

Los amarillos *(carbohidratos)* serán tu guía para definir las cantidades de los demás. Por cada amarillo elige un rojo y un azul, los verdes son libres.

Cuando tengas compromisos sociales, piensa siempre en no pasarte en lo que respecta a los amarillos. Es muy difícil que puedas contar la cantidad de grasa y la de proteína, pero cuidando tu nivel de carbohidratos lograrás avances importantes en tu pérdida de peso.

EJEMPLO DE MENÚ PARA 4 ASTERISCOS

DESAYUNO	1 toronja (**amarillo**) 100 g de queso en salsa (rojo) 1 cucharadita de aceite (azul)
MEDIA MAÑANA	½ manzana grande o una chica (½ **amarillo**)
COMIDA	Sopa de verduras A, libre en caldo o consomé desgrasado (verde - libre) 120 g de pollo, carne o pescado (2 rojos) guisado con una cucharadita de aceite (azul) Ensalada de verdura A con vinagreta (azul) 1 y media taza de fresas (**amarillo**)
MEDIA TARDE	2 ciruelas (½ **amarillo**)
CENA	4 galletas habaneras (**amarillo**) 1 lata de atún (rojo) 1 cucharada de mayonesa (azul) Ensalada de lechuga con tomate (verde - libre)

EJEMPLO DE MENÚ PARA HOMBRE, 5 ASTERISCOS

DESAYUNO	2 tazas de melón (**amarillo**) ½ taza de queso cottage (rojo) 6 almendras (azul)
MEDIA MAÑANA	1 pera o 1 yogurt (**amarillo**)
COMIDA	Sopa de verduras A, libre en caldo o consomé desgrasado (verde - libre) 120 g de pollo, carne o pescado guisado con verdura A (2 rojos) Verduras cocidas Ensalada de verdura A con vinagreta (azul) ½ taza de arroz (**amarillo**)
MEDIA TARDE	1 manzana (**amarillo**)
CENA	2 tostadas (**amarillo**)

> 120 g de pollo (2 rojos)
> 4 cucharaditas de aguacate (2 azules)

Siempre que puedas elige fruta en vez de cereal, si tienes una dieta de 3.5 amarillos, es mejor que 2.5 amarillos sean de fruta y sólo 1 amarillo sea de cereal. Si es de 4 amarillos, pueden ser dos y dos.

Con esta dieta bajarás de cuatro a cinco kilogramos de grasa al mes.

Si empiezas a sentir que bajas de peso con mayor lentitud, vuelve a escoger todos tus amarillos de fruta, y da preferencia a la toronja en gajos, fresas y melón.

Existen algunos alimentos que contienen fuentes importantes de carbohidratos y también de proteínas como las leguminosas, el yogurt y la leche.

Media taza de frijoles contiene 12 gramos de carbohidratos y 7 gramos de proteína. Como contienen más carbohidratos que proteína para facilitar el manejo de tu dieta y el diseño de los menús vamos a considerarlos del lado de los carbohidratos.

RACIONES DE AMARILLOS (CARBOHIDRATOS)

Frutas

Fruta picada o en gajos: 1 taza

Ciruela: 4 medianas

Ciruela pasa: 4 piezas

Chabacano fresco: 4 piezas

Chabacano seco: 8 mitades

Dátil: 2 piezas

Durazno: 2 piezas chicas

Fresa:1 y media tazas

Granada: 2 piezas

Guayaba: 3 piezas chicas

Higo: 2 piezas

Limón: 4 piezas

Mandarina 2 piezas chicas

Mango: ½ pieza

Manzana: 1 pieza

Melón: 2 tazas

Naranja agria: 2 piezas

Nectarina: 2 piezas

Papaya: 1 taza

Pasitas: 20 piezas

Pera: 1 pieza

Plátano: ½ pieza

Sandía: 1 taza

Toronja: 1 pieza

Tuna: 1 pieza

Uvas: 20 piezas

Zarzamoras: 1 taza

Vegetales ricos en carbohidratos:

4 zanahorias crudas

1 taza de betabel

1 taza de ejotes

1 pieza de Elote

½ taza de elote en grano

1 pieza mediana de papa

15 hojuelas de papas horneadas

Papa asada: ½ mediana

Pure de papa: ½ taza

Calabaza cocida: 1 ½ tazas

Camote asado: ½ grande

Jugos y bebidas:

1/3 de taza de jugo de ciruela

1/3 de taza de jugo de manzana

½ taza de jugo de naranja

½ taza de jugo de piña

½ taza de jugo de toronja

1/3 de taza de jugo de uva

1 cerveza (12 onzas)

1/3 lata de refresco

Cereales

Amaranto: 1/3 de taza

Arroz cocido: ½ taza

Arroz integral: ½ taza

Arroz precocido: ½ taza

Bolillo: ½ pieza sin migajón

Pan de medianoche: 1 tapa

All-Bran: ½ taza

Special K: ½ taza

Avena integral: ½ taza

Pasta cocida: ½ taza

Pan blanco: 1 rebanada

Pan integral: 1 rebanada

Pan de grano entero: 1 rebanada

Pan de centeno: 1 rebanada

Pan de hamburguesa chico: 1 tapa

Muffin o bisquet: ½ pieza

Harina de trigo refinada: 2 cucharadas

Harina de trigo integral: 2 y media cucharadas

Maicena: 2 cucharadas

Tortillas de maíz nixtamalizado: 2 piezas

Tortilla de maíz blanco: 1

pieza

Galleta de avena integral: 2 piezas chicas o 1 grande

Saladas: 3 piezas

Kracker bran: 4 cuadritos

Palitos salados: 3 piezas

Granola: 1/3 de taza

½ taza de nieve de agua

Pulpa de tamarindo: 3 cucharadas

Habaneras bran: 6 cuadritos

Galletas de animalitos: 6 piezas

Hot Cake: 1 pieza mediana

Pan árabe: ½ pieza

Pay de manzana: 1/3 de rebanada (25 g)

Palomitas de maíz: 2 tazas

6 gomitas

Leguminosas

½ taza de frijol

½ taza de lenteja

½ taza de haba

½ taza de garbanzo

½ taza de chícharos

1 ½ tazas de soya texturizada hidratada

Lácteos

Leche en polvo: 1/3 de taza

Leche semidescremada: 1 taza

Yogurt natural: 1 taza

Leche deslactosada: 1 taza

Yogurt: ½ taza

Yogurt light de fruta: 1 taza

Helado de leche: ½ taza

Leche de soya: 1 ½ taza

RACIONES DE ROJOS (PROTEÍNAS)

Carne de res: un medallón (60 g)

Pollo o pavo sin piel: 2 muslos, 2 piernas o ½ pechuga (60 g)

Pechuga de pavo: 2 rebanadas o 60 g

Jamón de pavo: 2 rebanadas o 60 g

Claras de huevo: 4 piezas

Huevo: 2 piezas

Pescado: 60 g

Atún: 1 lata en agua

Mariscos: 60 g

Queso panela: 100 g

Queso Oaxaca: 60 g

Queso cottage: ½ taza

Queso mozzarella: 100 g

Queso ricotta: ½ taza

Queso manchego: 60 g

Requesón: 4 cucharadas

Queso parmesano: 3 cucharadas

Queso de cabra: 60 gr

Salchicha: 2 piezas

RACIONES DE AZULES (GRASAS)

6 nueces

6 almendras

14 cacahuates

10 pistaches

2 cucharaditas de piñones

6 aceitunas

1 ½ cucharada de ajonjolí

1 cucharada de pepitas

1 cucharada de semillas de girasol

2 cucharadas de aguacate (1/8 de pieza)

1 cucharadita de aceite de olive

1 cucharadita de aceite de canola

1 cucharadita de aceite de linaza

1 cucharadita de aceite de ajonjolí

1 cucharada de aderezo vinagreta

1 cucharada de mayonesa

1 cucharada de crema

1 cucharadita de mantequilla

VERDURAS TIPO A (LIBRES)

Estas verduras pueden consumirse libremente, se recomienda consumir 3 tazas al día.

Acelgas	Champiñones
Alcachofas	Chile
Apio	Espárrago
Berro	Espinacas
Brócoli	Epazote
Calabacita	Flor de calabaza
Cebolla	Germinados
Cilantro	Huitlacoche
Col	Jitomate
Coliflor	Lechuga
Chayote	Nopales

Palmito

Pimiento

Pepino

Perejil

Poro

Rábanos

Repollo

Romeritos

Tomate

Verdolagas

OTROS ALIMENTOS LIBRES

Bebidas (con edulcorante)

Agua de Jamaica

Agua natural

Agua de limón

Té verde

Té rojo

Condimentos

Vinagre

Mostaza

Azafrán

Orégano

Tomillo

Hierbas finas

Alcaparra

Pimienta

Con moderación

Sal

Salsa de soya

Consomé en polvo

Salsa inglesa

Salsa Maggi

Algunos alimentos que pertenecen a dos o más grupos

Pan dulce: ½ pieza (1 amarillo, 1 azul)

Dona: 1/3 de pieza (1 amarillo, 1 azul)

Palanqueta de cacahuate: 1 pieza (1 amarillo, 1 azul)

Brownie: 3 cucharadas (1 amarillo, 1 azul)

Chocolate: 3 kisses (1 amarillo, 1 azul)

Lunetas de chocolate: ½ paquete (1 amarillo, 1 azul)

Rol de canela: 1/3 de pieza (1 amarillo, 1 azul)

Pastel: 3 cucharadas (25 g) (1 amarillo, 1 azul)

Paleta helada de crema: 1 pieza (1 amarillo, 1 azul)

Helado de crema: ½ taza (1 amarillo, 1 azul)

EJEMPLO DE MANÚ 4 ASTERISCOS / MUJER SEDENTARIA

Nota: *Aparecen subrayados los alimentos amarillos que consideramos carbohidratos porque son la clave del control de La Dieta de los Asteriscos*

Día 1

DESAYUNO	1 toronja (**amarillo**) 1 huevo con una rebanada de jamón de pavo (rojo) 1 cucharadita de aceite de canola (azul)
MEDIA MAÑANA	Media manzana (medio **amarillo**)
COMIDA	Sopa de verduras A, libres en agua (verde - libre) 120 g de pollo guisado con verdura A (2 rojos) Ensalada de verdura A con vinagre de manzana, sal yodada, pimienta y una cucharadita de aceite de oliva (azul) ½ taza de espagueti (**amarillo**)
MEDIA TARDE	1/2 manzana (medio **amarillo**)
CENA	4 galletas saladas (**amarillo**) Una lata de atún en agua (rojo) Ensalada de lechuga y tomate (verde - libre) 1 cucharada de vinagreta (azul)

Día 2

DESAYUNO	2 tazas de melón (**amarillo**) ½ taza de queso cottage (rojo) 6 nueces o almendras (azul)
MEDIA MAÑANA	2 ciruelas (medio **amarillo**)
COMIDA	Consomé (verde - libre) 120 g de carne guisada con verdura (2 rojos) Ensalada de verdura (verde - libre) a la vinagreta (azul) (1 cucharadita de aceite de oliva, vinagre de manzana,

	sal y pimienta) 1 ½ taza de fresas (**amarillo**)
MEDIA TARDE	1/2 manzana o 10 uvas(medio **amarillo**)
CENA	1 toronja (**amarillo**) 100 g de queso panela (rojo) Ensalada de jitomate en rebanadas (verde - libre) 1 cucharadita de aceite de oliva, orégano o albahaca (azul)

Dia 3

DESAYUNO	1 taza de papaya (**amarillo**) 100 g de queso panela guisado con jitomate, cebolla, chile verde (rojo) 1 cucharadita de aceite de oliva (azul)
MEDIA MAÑANA	10 uvas (medio **amarillo**)
COMIDA	Gelatina de dieta Ensalada de verdura A con vinagreta (azul) 120 g de pescado guisado o salmon con verdura A (rojo) ½ taza de arroz (**amarillo**)
MEDIA TARDE	2 ciruelas o una mandarina (medio **amarillo**)
CENA	2 tostadas de maiz (**amarillo**) 100 g de queso panela (rojo) Ensalada de jitomate en rebanadas (verde - libre) 1 cucharadita de aceite de oliva, orégano o albahaca (azul)

Dia 4

DESAYUNO	2 tazas de melón (**amarillo**)

	Rollitos de jamón con queso: 1 rebanada de jamón, 50 g de queso panela (rojo) 2 cucharaditas de aguacate (azul)
MEDIA MAÑANA	1 naranja (medio **amarillo**)
COMIDA	Sopa de verdura A 2 tortillas (**amarillo**) Chile relleno de 200g de queso panela (sin capear) (rojo) Salsa de jitomate con 1 cucharadita de aceite de maíz Ensalada a la vinagreta con 1 cucharadita de aceite de oliva (azul)
MEDIA TARDE	10 uvas o 1 naranja o 1 taza de melon (medio **amarillo**)
CENA	1 rebanada de pan integral (**amarillo**) 1 rebanada de jamón y 50 g de queso panela (rojo) 2 cucharaditas de aguacate (azul)

Dia 5

DESAYUNO	1 taza de melón o media toronja (medio **amarillo**) 1 tortilla (medio **amarillo**) 2 huevos a la mexicana (rojo) 1 cucharadita de aceite de canola (azul)
MEDIA MAÑANA	1 durazno chico (medio **amarillo**)
COMIDA	Sopa de verdura A 120 g de salmon o 2 latas de atún en agua (rojo) guisado con verdura libre Ensalada de verdura A con 1 cucharadita de aceite de oliva (azul) 1 pera(**amarillo**)
MEDIA TARDE	1 taza de melón o 1 guayaba o 1 mandarina (medio **amarillo**)

CENA	2 tortillas de maíz (**amarillo**)
	100 g de queso panela (rojo)
	2 cucharaditas de aguacate (azul)
	Ensalada de verdura libre

Dia 6

DESAYUNO	1 ½ taza de fresas (**amarillo**)
	½ taza de queso cottage (rojo)
	6 nueces o almendras (azul)
MEDIA MAÑANA	½ pera (medio **amarillo**)
COMIDA	Sopa de verdura A
	120 g de pollo guisado (rojo)
	½ taza de frijol o lenteja (**amarillo**)
	Ensalada de verdura A con 1 cucharadita de aceite de oliva (azul)
	Gelatina de dieta
MEDIA TARDE	1/2 manzana o 2 ciruelas (medio **amarillo**)
CENA	½ bolillo sin migajón o 1 rebanada de pan (**amarillo**)
	1 rebanada de jamón y 50 g de queso panela (rojo)
	2 cucharaditas de aguacate (azul)

Dia 7

DESAYUNO	1 toronja (**amarillo**)
	100 g de queso derretido con rajas o champiñones (rojo)
	1 cucharadita de aceite de canola (azul)
MEDIA MAÑANA	1 lata de jugo de tomate (medio **amarillo**)
COMIDA	Consomé o sopa de verduras
	120 g de carne de hamburguesa o pollo (rojo)
	1 tapa de pan para hamburguesa

	(**amarillo**)
	Ensalada a la italiana (azul)
MEDIA TARDE	10 uvas(medio **amarillo**)
CENA	2 tostadas (**amarillo**)
	1 lata de atún en agua (rojo)
	1 cucharada de mayonesa (azul)
	Ensalada de pepino con limón

Si deseas una dieta personalizada de acuerdo con tus gustos y estilo de vida solicítala a www.dietadelosasteriscos.com

EJEMPLO DE MENÚ DE 5 ASTERISCOS / HOMBRE

Día 1

DESAYUNO	1 toronja (**amarillo**)
	1 huevo con una rebanada de jamón de pavo (rojo)
	1 cucharadita de aceite de canola (azul)
COMIDA	Sopa de verduras libres en agua
	2 tortillas (**amarillo**)
	120 g de pollo guisado con verduras libres (rojo - 2) guisado con una cucharadita de aceite (azul)
	Ensalada de verdura A con 1 cucharadita de aceite de oliva (azul)
	2 tazas de melón (**amarillo**)
CENA	4 galletas saladas (**amarillo**)
	Ensalada de atún en agua 2 latas (rojo - 2)
	2 cucharadas de mayonesa (azul - 2)

1 manzana (**amarillo**)

Día 2

DESAYUNO	2 tazas de melón (**amarillo**) ½ taza de queso cottage (rojo) 2 cucharaditas de linaza molida (azul)
COMIDA	Consomé ½ taza de arroz o espagueti (**amarillo**) 120 g de carne (rojo - 2) guisada con una cucharadita de aceite (azul) Ensalada de verdura A a la vinagreta (azul) (1 cucharadita de aceite de oliva, vinagre de manzana, sal y pimienta) 1 ½ taza de fresas congeladas (**amarillo**)
CENA	1 toronja (**amarillo**) Ensalada de jitomate en rebanadas 200 g de queso panela (rojo - 2) 2 cucharaditas de aceite de oliva, orégano o albahaca (azul - 2) 1 rebanada de pan integral (**amarillo**)

Día 3

DESAYUNO	1 taza de papaya (**amarillo**) 100 g de queso panela guisado con jitomate, cebolla, chile verde (rojo) 1 cucharadita de aceite de canola o linaza (azul)
COMIDA	½ taza de arroz (**amarillo**) 120 g de pescado guisado con verdura A (rojo - 2) guisada con una cucharadita de aceite (azul) Ensalada de verdura A a la vinagreta (azul) (1 cucharadita de aceite de oliva,

	vinagre de manzana, sal y pimienta) 4 ciruelas o 2 mandarinas (**amarillo**)
CENA	2 tostadas de maiz (**amarillo**) Ensalada de pollo 120 g (rojo - 2) 4 cucharaditas de aguacate (azul - 2) ½ taza de frijol (**amarillo**)

Día 4

DESAYUNO	2 tazas de melón (**amarillo**) Rollitos de jamón con queso: una rebanada de jamón, 50 g de queso panela (rojo) 2 cucharaditas de aguacate (azul)
COMIDA	Sopa de verdura A ½ taza de arroz o 2 tortillas (**amarillo**) 2 chiles rellenos de 200 g de queso panela (sin capear) (2 rojos) tomate guisado con una cucharadita de aceite (azul) Salsa de jitomate con ensalada a la vinagreta con una cucharadita de aceite de oliva (azul)
TARDE	1 manzana (**amarillo**)
CENA	1 rebanada de pan integral (**amarillo**) 2 rebanadas de jamón y 100 g de queso panela(2 rojos) 4 cucharaditas de aguacate (azul - 2) 1 rebanada de pan integral (**amarillo**)

Día 5

DESAYUNO	1 taza de melón y una tortilla (**amarillo**) 2 huevos a la mexicana (rojo) 1 cucharadita de aceite de canola

	(azul)
COMIDA	Verdura A 120 g de salmon o 2 latas de atún en agua (rojo - 2) guisado con una cucharadita de aceite (azul) Guisado con verdura A Ensalada de verdura A con 1 cucharadita de aceite de oliva (azul) 2 tostadas o 4 galletas saladas (amarillo)
TARDE	1 pera o 4 ciruelas (amarillo)
CENA	2 tortillas de maíz (amarillo) 200 g de queso panela (2 rojos) 4 cucharaditas de aguacate (azul - 2) Ensalada de verdura A ½ taza de frijol (amarillo)

Día 6

DESAYUNO	1 yogurt (amarillo) 2 rollitos de jamón (rojo) 2 cucharaditas de aguacate (azul)
COMIDA	Sopa de verdura A ½ taza de frijol o lenteja (amarillo) 120 g de pollo guisado (2 rojos) guisado con una cucharadita de aceite (azul) Ensalada de verdura A a la vinagreta (azul) 2 tortillas o 1 manzana (amarillo)
CENA	½ bolillo sin migajón o 1 rebanada de pan (amarillo) 2 rebanadas de jamón y 100 g de queso panela(2 rojos) 2 cucharadas de mayonesa o 4 cucharaditas de aguacate (azul - 2) 1 yogurt o 1 taza de leche (amarillo)

Día 7

DESAYUNO	1 toronja (**amarillo**) 100 g de queso derretido con rajas o champiñones (rojo) 1 cucharadita de aceite (azul)
COMIDA	Consomé o sopa de verduras 120 g de carne de hamburguesa o pavo (rojo - 2) guisada con una cucharadita de aceite 1 tapa de pan para hamburguesa (**amarillo**) Ensalada a la italiana (azul) 1 tapa de pan para hamburguesa (**amarillo**)
TARDE	1 manzana (**amarillo**)
CENA	2 tostadas (**amarillo**) 2 latas de atún (120 g) en agua (rojo - 2) Ensalada de pepino con limón y 2 cucharaditas de aceite de oliva (azul - 2) ½ taza de elote (**amarillo**)

Si logras separar tus amarillos comiendo uno en el desayuno, uno a media mañana, uno en la comida, uno en la tarde y uno en la cena vas a activar tu metabolismo y adelgazar con mayor rapidez.

Para recibir por correo electrónico tu dieta personalizada de acuerdo a tu estatura, peso y actividad física visita la página www.dietadelosasteriscos.com.

Testimonio

Doctora Paty Rivera:

Buenos días, le escribo para darle las gracias por sus libros, La dieta de los asteriscos y Comer bien, la mejor cura, pues gracias a ellos mi esposa salvo su vida, y la de la familia, pues la madre es la pieza fundamental del hogar.

Ella literalmente no dejaba de respirar en las noches, pero despertaba asfixiándose, de hecho dice ella que en una ocasión sintió que murió. La llevé con especialistas y le hicieron exámenes, hasta con el médico internista fuimos a dar. Alguien le recomendó su libro, lo leyó, muchas veces, se convenció y gracias a sus estudios ella salvó su vida.

Bajo 18 kilos, hoy pesa 52, cambió su imagen, tiene más amor por su persona y más seguridad. Tiene 36 años, dos hijos, una de 9 y uno de 5, y le dicen quienes no la conocen ¿por qué no has tenido hijos? Se asombran por la respuesta de que tiene dos.

Mi esposa está viva y feliz por sus libros, gracias, muchas gracias.

¡Ah! Ella se llama Sandra Eulalia y a todas las personas que tienen enfermedades por el sobrepeso, colesterol y triglicéridos, les regala un libro de los suyos. Ayer, de hecho, fui a comprar uno porque ella lo iba a regalar.

Gracias a sus conocimientos Paty Rivera, a la fe y la constancia, y el vivo ejemplo de mi esposa, hoy yo empiezo mi nuevo estilo de vida y nuevo estilo de comer como se aconseja en la dieta de los asteriscos. Tengo que bajar 24 kilos, vamos a ver cuánto me tardo.

Saludos y que Dios la bendiga

Sergio Javier García Zapata

VII

¡Adelante con tu dieta!

Es importante que cada vez que comas tomes decisiones inteligentes que te ayudarán no sólo a bajar algunos kilitos sino que además te harán sentirte pleno de energía y salud.

Cuando comenzamos con un régimen de adelgazamiento generalmente bajamos muy rápido las primeras semanas, dos o más kilos los primeros 15 días. Este peso generalmente viene acompañado de la pérdida de agua. Después, el cuerpo comienza a acostumbrarse al régimen dietético y la pérdida de peso será menor. No te desanimes, estarás bajando menos pero seguirás quemando **grasa**. Cada kilo de peso de **grasa** que bajes representa el equivalente a 11 barritas de mantequilla, así que reducirás mucho en medidas.

No te peses diariamente, puedes desanimarte y habrás perdido una gran oportunidad.

Sería mucho más motivante que tomaras la medida

de tu cintura y cadera cada 15 días y vayas anotando tus logros. Al cabo de un mes verás desaparecer varios centímetros de tu cintura.

Toma una cinta métrica, pásala por tu cintura a la altura del ombligo y anota la medida.

Después, pásala sobre los huesitos que se encuentran en la cadera: Apunta la medida en un cuaderno.

Puedes comenzar a trabajar desde hoy. Haz una lista de todo lo que comes, pues es importante que conozcas cuáles son tus hábitos actuales. No dejes de tomar en cuenta ningún alimento, aunque sólo hayas comido un par de cacahuates. Esa lista te dará una buena idea de por dónde tienes que comenzar.

Analiza tus desayunos, lo que puedes quitarles. Si estás tomando dos tazas de café con leche, redúcelas a una y cuenta la taza de leche como un amarillo. Si te tomaste una pieza de pan dulce, que equivale a dos amarillos, cámbiala por una galleta de avena integral (1 amarillo). Estarás reduciendo los carbohidratos.

De preferencia consume, como carbohidrato, una pieza de fruta cruda y con cáscara en cada comida, como manzana o pera, o bien en gajos, como toronja o naranja.

Prepara dos platos grandes de ensalada cruda, uno para la hora de la comida y otro para la cena. Aderézalos con una cucharadita de aceite de oliva o linaza y añade vinagre de manzana, páprika y mostaza.

En el desayuno escoge un platillo a base de huevo, queso panela o pechuga de pavo, guisados con verduras como jitomate y cebolla o nopalitos.

Elimina los azúcares simples de tu dieta, como los que se encuentran en refrescos, pasteles, golosinas y miel.

Limita el consumo de alcohol a tres copas por semana, y de preferencia elige vino blanco, vino tinto, whisky o vodka.

Elimina los aderezos cremosos, los *gravies*, capeados, empanizados y agridulces.

Toma dos litros de agua al día, puedes tomar té caliente al final de tus comidas, te ayudará a eliminar grasa, de preferencia elige un té sin cafeína como el de hierbabuena, manzanilla, canela o jengibre.

Puedes hervir rajitas de canela o una raíz de jengibre en agua y tomarlo al terminar la comida.

Reduce el consumo de consomé, salsa de soya y salsa inglesa, que sólo te hacen retener agua.

Sustituye tus antiguos hábitos por opciones saludables:

En vez de	Utiliza
Queso crema	Queso cattage, tofu o ricotta
Crema	Cottage licuado
Leche entera	Leche semidescremada
Embutidos	Pechuga de pavo o jamón tipo york
Salsas pesadas	Jugos concentrados de verduras
Carne con grasa	Bistec, milanesa o filete
Atún en aceite	Atún en agua
Pan dulce	Pan de centeno

Margarina o Manteca	Aceites vegetales o semillas
Queso manchego o Chihuahua	Queso panela o queso Oaxaca
Pescado empanizado o frito	Ceviche, pescado a la plancha
Camarones u ostiones	Salmón o sardinas
Papa o betabel	Espinacas, brócoli o coliflor

Existen alimentos que favorecen la producción de insulina y, por consiguiente, el almacenamiento de grasas, por lo que si deseamos bajar de peso sería estupendo eliminarlos de nuestra alimentación. Entre ellos tenemos: el azúcar refinada, el pan hecho a base de harina de trigo refinada (entre más blanco sea, mayor cantidad de insulina produce) y las papas (si las consumimos con cáscara producen menos insulina que peladas). Las zanahorias, cuando están crudas, producen poca insulina; en cambio, si las cocemos, los carbohidratos se desdoblan y aumenta la producción de insulina. El arroz, entre más largo sea el grano, menor es la cantidad de insulina que produce; lo mismo sucede con el plátano, entre más verde, menor será la cantidad de insulina que produce.

Cómo comenzar

Un buen día puede comenzar con un desayuno rico en fibra:

1 manzana con cáscara o 2 tazas de melón, o 2 naranjas en gajos o una buena rebanada de papaya, acompañada de queso cottage o queso panela, almendras o nueces.

O bien:

1 rebanada de pan centeno o 1 galleta de salvado o

avena, o 2 tortillas de maíz. Acompañadas de un par de huevos con verdura o queso fresco guisado con verduras.

Algunos pacientes me preguntan si es bueno saltarse comidas. Varios estudios han demostrado que no es tan importante *cuánto* comes sino *qué* comes. Se ha comprobado que saltarse el desayuno nos lleva a consumir un exceso de calorías en la siguiente comida. Sin embargo, ¿qué pasa si consumimos un desayuno rico en azúcares? El problema es que tanto los que consumen muchos carbohidratos en el desayuno como los que no desayunan nada pasan el resto del día consumiendo más calorías de las que necesitan.

Si comes muchos carbohidratos en una comida, elevas bruscamente los niveles de azúcar en sangre, como el cerebro no puede almacenar tanta azúcar y es peligroso que el azúcar permanezca en las arterias (ya que se dañan), el páncreas produce insulina y los azúcares se almacenan en el músculo, y lo que resta se almacena como grasa, de modo que disminuyen los niveles de azúcar en sangre y nos dan deseos de volver a comer.

Es interesante conocer los resultados del Centro de Obesidad de Nueva York en el St. Luke Roosevelt Hospital Center, donde se evaluaron dos tipos de desayuno y el ayuno. Para la muestra se seleccionaron personas obesas y personas con peso ideal. A un grupo se le dieron 350 calorías en el desayuno a base de avena integral, a otro grupo se le administró un desayuno de 350 calorías a base de Corn Flakes azucarados, y el tercer grupo no desayunó, sólo tomó agua natural.

Durante el resto de la mañana, los que desayunaron avena se sintieron menos hambrientos y a la hora del *lunch* consumieron 30% menos calorías que los que desayunaron

Corn Flakes azucarados. Una de las sorpresas fue que quienes consumieron Corn Flakes tuvieron tanta hambre y consumieron tanto *lunch* como los que tomaron únicamente agua.

La reducción en las calorías del *lunch* fue especialmente significativa en las personas con sobrepeso que desayunaron avena. ¿Cuál es la diferencia entre el consumo de Corn Flakes y el consumo de avena?

Los dos tipos de cereal son similares en calorías, pero la avena contiene mayores cantidades de fibra. Parece que el consumo de fibra actúa como un supresor del apetito ya reduce la velocidad a la que llegan los azúcares a la sangre.

Llegó la hora de comer

Comienza la comida con una ración de proteínas, ya que ellas estimulan la acción del glucagon (hormona que libera el azúcar del hígado y lo manda al torrente sanguíneo). Si comienzas con el plato fuerte, recuperarás los niveles de azúcar en sangre antes de haber comido demasiado.

Prepara el platillo fuerte a base de pollo, carne o pescado guisado con verduras o vino y especias. O bien, carne entomatada o pescado a la veracruzana, y brócoli y champiñones. Evita los gravies y las salsas blancas, ya que contienen harinas refinadas; 3 cucharadas de esta salsa equivalen a un amarillo.

Si vas a acompañar la carne con tortillas, prefiere las de maíz, que contienen más fibra que las de trigo, o elige una rebanada de pan integral.

Toma una buena sopa; de preferencia sopa de

verduras libres o consomé.

Estudios efectuados en Inglaterra reportan que las personas que consumen sopas caldosas como la sopa de verduras o el consomé absorben menos calorías por comida que quienes se la saltan. Recuerda que también puedes escoger tu amarillo de ½ taza de pasta o arroz, aunque la sopa de frijoles o lentejas sería una mejor elección por su contenido de fibra.

A la hora de la comida, elige un buen plato de ensalada cruda. (Cuando las verduras se cuecen, pierden su contenido de fibra). Consume verduras crujientes y estarás provocando una sensación de saciedad en tu organismo. Aderézalas con aceite de oliva y vinagre, o con un poco de queso parmesano y hierbas aromáticas.

Y para terminar, gelatina de dieta, o si aún te queda *un carbohidrato amarillo*, elige un buen postre a base de frutas de la estación. De preferencia, escógelas crudas y con cáscara, para provocar en tu organismo la sensación de saciedad.

Trata de beber una buena cantidad de agua. Esto es vital para la salud.

Para cenar no hay nada mejor que una ensalada, una mezcla de verduras de hoja verde con queso fresco y albahaca o con atún y jitomate, aderezada con una buena vinagreta. Como amarillopuedes elegir dos tostadas o una ración de fruta.

Cuando salgas a cenar a un restaurante:

- De entrada pide una ensalada. Nunca pidas chorizo, chistorra o papas fritas.
- Con respecto al alcohol, no consumas más de dos copas por comida, prefiere el vino, vodka o whisky que no contienen carbohidratos o elige tu amarillo de una cerveza o dos cervezas light.
- Elige una sopa de verduras (sin papa y zanahoria) o un buen consomé, en vez de una crema (amarillo).
- Como plato fuerte, prefiere pollo al limón o pescado a la plancha o al vino blanco, en vez de milanesa empanizada (amarillo) o lasaña (amarillo).

Recomendaciones

Si realmente quieres bajar de peso, tienes que cambiar tu estilo de vida y adoptar uno más sano. Con ello no solamente ganarás belleza sino salud.

Puedes comenzar por comer más despacio, empleando como mínimo 20 minutos, ya que si comemos de prisa comemos de más. En efecto, la rapidez en la ingestión de alimentos no da tiempo al estómago para enviar al cerebro la señal de que ya está totalmente satisfecho, y seguimos comiendo sin darnos cuenta, hasta estar repletos.

Acostúmbrate a dejar el tenedor en el plato entre bocado y bocado. Evita comer mientras ves la televisión o lees el periódico. Siéntate a la mesa con tranquilidad, consciente de lo que estás haciendo. Muchas personas comen por aliviar la ansiedad, el enojo, la soledad o el aburrimiento. Mejor practica tu deporte favorito o camina.

Evita tener a la vista dulces y cosas que engorden.

Usa platos pequeños.

Ve al mercado siempre después de haber comido, de lo contrario, tu apetito te hará comprar cosas ricas en calorías.

Comer entre comidas no es perjudicial cuando se elige bien. Media manzana o media toronja son alimentos ligeros que nos quitan el hambre.

Es mejor comer poco cinco veces al día, que dos veces solamente pero en exceso.

Mordisquear un tallo de apio o un pedazo de zanahoria cuando se siente debilidad es un buen recurso.

No incluyas en tu alimentación azúcar ni dulces ni refrescos. Evita los alimentos fritos y las botanas preparadas.

Prefiere el pescado y la pechuga de pollo a la carne de res y de cerdo, y los vegetales verdes y amarillos a los blancos (como la papa).

Disminuye el consumo de pan y arroz, y aumenta el de frutas y verduras que proporcionan fibra.

Lospepinos, las zanahorias crudas, las manzanas y el salvado, son alimentos que requieren de tiempo y energía para masticarlos y absorberlos, por lo que una persona con una dieta fibrosa puede alcanzar el punto de satisfacción antes de comer demasiado.

Una dieta fibrosa es mucho más voluminosa y necesita de más tiempo de masticación, durante el que se producen grandes cantidades de saliva y jugos gástricos. Este líquido adicional se mezcla en el estómago con la comida y produce el engrosamiento de la fibra, lo que distiende el estómago y proporciona una sensación rápida y duradera de saciedad.

Como regla general, consume por lo menos tres tazas de verdura cruda al día.

Te aportará suficiente fibra para mejorar tu digestión y sentirte satisfecho.

Se recomienda comer cuatro o cinco veces al día.

Es preferible comer varias comidas ligeras al día que una o dos comidas abundantes. (Se ha comprobado que las personas que comen varias veces al día gastan más calorías.)

Por poner un ejemplo, los luchadores de zumo realizan periodos de ayuno y luego comen de una sola vez una comida muy abundante, esto les hace perder músculo y acumular grasa.

Si consumimos comidas muy pesadas aumentaremos los niveles de insulina en la sangre.

Hacer cinco comidas al día, con intervalos de tres horas entre cada una, nos permite mantener estables los niveles de azúcar en la sangre y, con ello, obtener mayor rendimiento, concentración y productividad.

Cuida tu piel

Una dieta sin carbohidratos provoca flacidez en los tejidos por lo que es importante consumir por lo menos un carbohidrato por comida, otro factor clave para mantener la salud de nuestra piel es consumir una ingesta adecuada de proteína para reparar los tejidos dañados.

Téas

hierbabuena
Manzanilla
canela ── > Can be
jengribre / conbine

Look up
Pan centero
Salvado

Con la dieta de los asteriscos puedes adelgazar y recuperar tu músculo y la firmeza de la piel, a muchos de mis pacientes les preguntan que si se hicieron cirugía ya que se ven mucho más jóvenes de lo que son en realidad.

La obesidad es uno de los factores que acelera el envejecimiento, según el doctor Cooper. Si bajas de peso con una dieta balanceada, dejas de fumar y realizas ejercicio, podrás detener el proceso de envejecimiento en un periodo de tiempo muy corto.

La piel es uno de los indicadores en donde se manifiesta inmediatamente el paso del tiempo. Cuando tu peso varía, la piel se estira con cada aumento de peso, aparecen estrías y, cuando bajas, la piel no se contrae adecuadamente, mostrando flacidez en los tejidos. Por ello lo ideal es seguir un régimen saludable, que nos permita bajar lentamente y no volver a subir.

Una dieta mal balanceada puede provocar desórdenes en nuestra piel; en cambio, una dieta con un buen contenido de zinc y vitamina A puede darnos una apariencia de salud y juventud. El zinc ayuda a los tejidos a repararse, y la vitamina A aumenta el recambio celular y evita la resequedad del cutis. Buenas fuentes de zinc son la carne de res, los huevos, mariscos y verduras de hoja verde como berros, acelgas y espinacas. En cuanto a la vitamina A, la podemos encontrar en las zanahorias, sandía, melón, durazno, mango, brócoli y pimientos morrones.

La vitamina C favorece la buena circulación de la piel y ayuda a la producción de colágeno, proteína indispensable para mantener los tejidos firmes. Algunos alimentos ricos en vitamina C son: chile, guayaba, toronja, naranja, limón, piña, col y colecitas de bruselas.

El doctor Blumberg recomienda consumir de 6 a 8 vasos de agua al día para mantener los tejidos hidratados y un aspecto juvenil.

La importancia del agua

Uno de los mejores hábitos que podemos adquirir es tomar de 6 a 8 vasos de agua al día.

Se estima que el cuerpo humano necesita hasta tres litros de agua al día. Aproximadamente litro y medio pueden ser obtenidos de alimentos sólidos como las frutas y las verduras, que aportan cantidades importantes de agua. Los restantes litro y medio deben ser ingeridos a través de bebidas.

El agua es indispensable para la vida, para el correcto funcionamiento de las células. Beberla en las cantidades suficientes nos puede ayudar a mejorar diversos males, como el cansancio y la debilidad general, el estreñimiento, la fiebre alta, la intoxicación, la deshidratación y algunos problemas de hígado o de riñón.

El agua y la fibra son vitales para facilitar la evacuación intestinal: cuando las per-sonas no toman suficiente agua pueden volverse estreñidas. Esto se debe a que en el colon se absorbe el agua que requiere el organismo, y si la cantidad que tomamos no es suficiente, nuestro cuerpo se protege absorbiéndola y la hez fecal se torna seca, lo que provoca trastornos al evacuar.

Termina tus comidas con una taza de té caliente.

Cuando lavas un plato que tiene grasa siempre se lava con agua caliente ya que el calor permite que se diluya.

Terminar la comida con un té de manzanilla, canela o jengibre, o simplemente con una taza de agua caliente con el jugo de medio limón, puede ayudarte a diluir la grasa de la comida y mejorar la evacuación intestinal.

El té verde es un antioxidante maravilloso y también contiene catecolaminas. Algunos estudios han demostrado que terminar las comidas con té verde queman 50 calorías más al día que si se consume café.

Testimonio

Hola, soy Laura y ¡estoy muy contenta! Ya no tengo fatiga y es maravilloso sentirse bien después de tantos años de padecerla. Tenías razón en decirme que con el programa de los asteriscos podría mejorar.

Cuando fui a verte hace 15 días pesaba 60 kilos. Ahora peso 57, pero quiero bajar 2 kilos más. Ya me siento bien, quiero hacer ejercicio, caminar o nadar diario 30 minutos.

Además, fíjate que ya me sentía pasada de peso e incómoda. Empezaba ponerme las blusas por fuera de las faldas y pantalones, y a sentirme insegura, pero ahora me siento muy bien y feliz.

Como te decía, me pasaba días en la casa sin ánimo, sin hambre y sin otro antojo más que de dulce. Ahora poco a poco estoy retomando mis actividades: ya he salido al club, al cine, a conciertos, a cenar. El domingo pasado estuve fuera de la casa casi 12 horas, cosa que hace como seis años no podía hacer.

Mi esposo está muy sorprendido y estamos muy contentos. Sigo con mi tratamiento médico, pero estoy segura que de seguir así podré ir dejando tanto medicamento. Gracias a Dios ha cambiado mi vida.

Segunda carta.

Fíjate que cada vez me siento mejor. Hace un mes que tuve el gusto de conocerte y ya bajé 5 kilos, o sea que ahora peso 55.

Ya se me desapareció el cansancio crónico. Es maravilloso y me siento muy contenta, pues estoy retomando la vida normal que había dejado hace 6 años. Ahora puedo pasar 8 o 10 horas en la calle y pronto regresaré a trabajar.

Laura Juárez

VIII

Alimentos que te impiden adelgazar, ¡ojo con los carbohidratos!

Durante los últimos años el concepto de dieta ha ido variando. Durante 18 años nos enseñaron a temer a las grasas, y por eso nos sentimos seguros comprando productos alimenticios bajos en grasa. Sin embargo, a muchos de estos productos les agregan algunos carbohidratos como harinas o maicena para darles consistencia, y así, el exceso de azúcares o carbohidratos también termina almacenado en nuestro cuerpo en forma de grasa. No tienes que dejar de comerlos pero tómalos en cuenta cuando diseñes tus menús.

Galletas libres de azúcar y dulces de dieta

Estos alimentos son vendidos con la leyenda "libres de azúcar", y confiamos en ellos, pues son productos especiales para diabéticos. Sin embargo, estos productos tienen otras fuentes de carbohidratos que también sabotean nuestros intentos por adelgazar.

Algunos alimentos no contienen sacarosa, comúnmente conocida como azúcar de mesa, pero sí tienen carbohidratos derivados de harinas que elevan los niveles de azúcar en la sangre favoreciendo la producción de insulina, la hormona del hambre.

Leche deslactosada o leche de arroz o leche de soya

La leche deslactosada es muy buena para las personas que no digieren el azúcar de la leche, pero contiene otras fuentes de carbohidratos que también pueden elevar los niveles de azúcar en la sangre.

Cuando consumimos este tipo de leche nos sentimos tranquilos, creyendo que estamos ahorrando calorías, pero muchas veces este tipo de leche contiene las mismas calorías que la leche común, aunque provenientes de otras fuentes de carbohidratos.

Puedes consumir una taza de leche y tomarla como una ración de amarillo. O si no tienes problemas con la intolerancia a la lactosa puedes elegir una taza de leche semidescremada, en lugar de leche entera, ya que así evitas el consumo de grasas saturadas.

Si deseas adelgazar te recomendamos seguir las recomendaciones de la Asociación de Diabetes: toma en cuenta la cantidad total de carbohidratos *(amarillos)* de tu dieta para estabilizar los niveles de azúcar en la sangre, y mantenerte delgado y sano.

Galletas integrales o pan integral

Muchas personas piensan que cualquier tipo de galletas o panes integrales ayudan a adelgazar por su contenido de fibra, pero lo cierto es que casi todos ellos están elaborados con harina refinada y contienen muy poca fibra (de 0 a .5 g). Además, el tipo de salvado que les agregan es tan molido que prácticamente los carbohidratos que contienen llegan al mismo tiempo a la sangre que los del pan blanco.

De preferencia, elige galletas bajas en grasa, elaboradas con trigo entero, que tienen 2 g de fibra por cada 15 g, y pan de centeno sin cernir.

Barras de granola o cereales de caja

Las recomendaciones de la pirámide nutricional dieron como resultado el nacimiento de una industria alimenticia basada en cereales, que ha llenado los estantes de los supermercados de barras de granola y cereales de caja.

Este tipo de productos contiene una gran cantidad de carbohidratos, que acompañados de un *vaso de leche* y alguna *fruta,* sobrepasan las necesidades de azúcar del organismo.

Recordemos que para alcanzar nuestro peso ideal es muy importante tomar en cuenta la cantidad de carbohidratos que llegan a nuestro organismo.

Jugoso bebidas de fruta natural

Cada taza (240 ml) de este producto sólo contiene 5% de jugo natural; y el resto es una mezcla de agua con saborizantes artificiales, que algunas veces contiene hasta 150 calorías y una cantidad muy alta de de carbohidratos.

En vez de este producto, te recomiendo consumir fruta entera y un vaso de agua natural o de jamaica sin endulzar. Evita las bebidas endulzadas para deportistas, contienen muchos carbohidratos y están diseñadas para que un deportista recupere las calorías y los minerales que perdió, por lo que no sirve para adelgazar.

Mezcla de cereales, semillas y frutas deshidratadas

Generalmente relacionamos este tipo de alimentos con la en salud y el bienestar; sin embargo, cada tres cucharaditas proporcionan 130 calorías, por lo que si consumimos la ración recomendada estaríamos ingiriendo unas ¡800 calorías!

Algunas mezclas, además, contienen coco rallado, ingrediente rico en grasas saturadas que aumenta los niveles de colesterol en la sangre.

Si deseas consumir esta mezcla como botana, limítate a 1/4 de taza. Pero sería mejor que comieras, por ejemplo, una manzana con cáscara, o una taza de melón o una naranja en gajos, alimentos que te producirán una mayor sensación de saciedad.

Papas bajas en grasa

La leyenda "bajas en grasa", nos da la sensación de que lo que estamos comprando nos va a ayudar a adelgazar. La sorpresa es que desde que se popularizó el consumo de papa en Europa, aumentaron los índices de obesidad. Esto se debe a que la papa contiene una gran cantidad de almidones, y éstos llegan a gran velocidad a la sangre, elevando los niveles de azúcar y almacenándose finalmente como grasa.

Hay que tomar en cuenta que el proceso empleado en la preparación de la papa afecta la velocidad a la que llega el azúcar a la sangre: si se consume papa hervida y con cáscara, es más lenta la velocidad de absorción; en cambio, si se consume papa horneada o puré de papa, se absorbe a gran velocidad y pasa a los músculos o acaba convirtiéndose en grasa.

Refrescos de cola de dieta y té negro

El consumo de cafeína estimula la producción de insulina, si abusamos del consumo de este tipo de productos, disminuyen los niveles de azúcar en la sangre, y nos vienen deseos de comer carbohidratos. Así, la cafeína nos incita a comer y comer.

Si deseas adelgazar, te recomendamos sustituir el café negro por té herbal, los refrescos de cola por agua de Jamaica o agua natural, el té negro por té de manzanilla o té verde y disminuir el consumo de chocolate.

Miel y mermeladas de frutas

Todas las mermeladas están elaboradas con base en frutas y una cantidad de azúcar o endulzantes artificiales. En la mermelada por lo general se agregan jarabes de maíz. Lo ideal es leer las etiquetas y elegir las mermeladas bajas en carbohidratos y comer la menor cantidad posible. 3 cucharaditas = 1 amarillo.

Zanahoria, betabel, ejotes y elote

Algunas personas piensan que estas verduras, simplemente por el hecho de serlo, se pueden consumir en cantidades ilimitadas. No obstante, ellas contienen una mayor cantidad de azúcares o carbohidratos que otras verduras, y por eso debemos limitar su consumo.

En el caso de la zanahoria, te recomiendo consumirla cruda, cuatro zanahorias equivalen a un carbohidrato y te dará una buena sensación de saciedad. En cambio, si la consumimos cocida en sopas o como complemento de nuestro plato fuerte, los azúcares que contiene se desdoblan en almidones y llegan a la sangre a mayor velocidad.

Margarinas o sustitutos de mantequilla

Este tipo de productos contienen grasas hidrogenadas, que son muy dañinas para la salud, ya que aumentan la producción de colesterol. Lo ideal es cocinar con grasas vegetales, como aceite de canola o de girasol, y utilizar el aceite de oliva en la preparación de las ensaladas.

Limita la cantidad de aceite a 3 o 4 cucharaditas al día pero no lo evites, ya que el aceite contiene ácidos grasos esenciales, y vitaminas A, D, E y K, que favorecen la salud del organismo.

Evita el consumo de papas de bolsa o papas a la francesa que contienen gran cantidad de grasas hidrogenadas, grasas que dañan las arterias y aumentan los niveles de colesterol.

Testimonio

Lic. Paty,

Escribo para felicitarla por compartir sus conocimientos, su régimen de los asteriscos es una maravilla.

Durante 10 años había sido vegetariana y, por motivos de salud, tuve que dejar de comer soya, que era mi única fuente de proteína junto con las leguminosas. En los últimos meses había subido siete kilos imposibles de bajar. Hacía ayunos, dejaba de comer grasa en todo, comía muy poco, hacía ejercicio diario y aún así seguía todo igual. Fui con una nutrióloga y su régimen me hacía sentir peor, estaba lleno de carbohidratos y muy poca fruta. Por momentos pensaba que algo estaba mal en mí y me estaba angustiando demasiado. Me sentía muy cansada y el pelo se me caía por lo que era urgente hacer algo con mi alimentación, seguí su dieta sobre todo por incluir otro tipo de proteínas a mi alimentación y mejorar mi salud y ¡lo logré! Es increíble, puedo comer la comida que me gusta, que son las frutas y verduras, más pescado, quesos ligeros y un poco de huevo como proteína. Todavía sigo comiendo un poco de tofu porque me gusta mucho y me siento perfecta. Continúo haciendo ejercicio y es fabuloso, sigo bajando de peso, ya me quedan otra vez mis pantalones y, en un par de semanas, estaré en la fase de mantenimiento.

Al principio dudaba y pensaba que era otra dieta más, me estaba resignando a quedarme gordita pero, al menos, bien alimentada pero no, es un milagro esta forma de comer.

Muchas, muchas gracias. Que Dios la siga iluminando y nos acompañe a los gorditos a dejar de serlo y a sentirnos mejor.

Saludos,

Karin Serralde

IX

Diviértete y pierde esos kilos de más

Todos deseamos vernos y sentirnos bien sin tanto sacrificio. Muchas veces nos sometemos a una dieta de reducción y terminamos dejándola porque no podemos seguir un régimen estricto. Al principio nos sentimos llenos de fuerza de voluntad, y hasta somos capaces de llevar nuestra cena preparada a la casa de algún amigo cuando da una fiesta o nos invita a cenar, pero después nos cansamos de eso o nos desanimamos, y el trabajo que nos cuesta seguir la dieta, más el hecho de mantenernos aislados si la seguimos, termina por acabar con nuestros buenos propósitos.

Para muchas personas, llevar a cabo una dieta significa encerrarse en sus casas y olvidarse de disfrutar de la vida, y esto no tiene que ser así. Con algunas buenas elecciones podemos aprender a comer sanamente y desaparecer de nuestra vida esos kilos que nos sobran.

De acuerdo con algunas estadísticas, el 48% de los adultos opina que comer en restaurantes es una parte importante de su estilo de vida. Más de 50 billones de comidas al año son servidas en restaurantes y cafeterías escolares. Con un poco de conocimiento sobre los principios para adelgazar, podremos salir a divertirnos y a pasear, y aun así, bajar de peso.

Recomendaciones para comer en restaurantes

Para empezar, puedes pedir jugo de tomate, agua mineral con limón, vino blanco o vino tinto.

Escoge sólo una ración de alimentos que contenga carbohidratos, es decir, que si vas a pedir una cerveza, ya no comas pan, o si deseas una tercera parte de ración de postre, no tomes cerveza, ni pidas espagueti, arroz o tortilla.

Comienza por el plato fuerte. Selecciona alimentos que hayan sido preparados con simplicidad. Para comer con menos grasa, prefiere los platillos horneados, hervidos, a la parrilla, al vapor o cocidos en su jugo, y evita los platillos preparados al gratín, fritos o bañados con crema o salsa holandesa.

Para evitar el consumo excesivo de carbohidratos o azúcares pide pollo, carne o pescado con cualquier verdura, y evita los platillos que estén preparados con papa, betabel, ejote y zanahoria cocida.

Puedes escoger un filete al limón, a la pimienta, a la mostaza o preparado con hierbas finas; o bien, un pescado al mojo de ajo, a la veracruzana, o pollo entomatado o a la plancha.

Evita los empanizados, los capeados, las salsas gravies y las agridulces, el BBQ, el mole y el pipián (si llegas a consumirlos cuéntalos como una ración de carbohidrato -

amarillo).

Recuerda, además, consumir porciones razonables, ya que generalmente las porciones en los restaurantes son muy grandes. Trata de compartir tu orden con algún compañero o pide que te envuelvan la otra parte para llevar. Es mejor que pagues la orden completa y sólo comas la mitad, a que la almacenes en forma de grasa dentro de tu cuerpo.

¡Cuidado con las ensaladas!

Según informes de The American Dietetic Association, un plato de ensalada puede aportarnos hasta mil calorías, ya que los aderezos comerciales pueden contener muchos almidones. Si además añadimos los crotones, queso y pedazos de tocino, el resultado será un exceso de calorías.

Es mejor que elijas ensaladas crudas. Pueden ser de hojas verdes como lechuga, acelgas, espinacas, berros o bien de jitomate, pimientos, palmitos o espárragos. Aderézalas tú mismo con aceite de oliva y vinagre. Puedes agregar condimentos o especias. Si seleccionas una ensalada con queso de cabra o jamón de pavo, elígela como plato fuerte. Después puedes comer un poco de postre, si no habías comido pan.

Los mejores postres que puedes elegir son fruta o nieve (½ taza, un amarillo). También puedes pedir un cappuccino sin azúcar o 1/3 de rebanada de pastel, y tomarlo en cuenta como tu ración de carbohidrato.

A continuación te daremos algunos consejos para comer en diversos restaurantes:

Tacos

Elige: 2 tortillas o 1 cerveza, agua mineral, carne asada, cebollitas, nopalitos, un poco de guacamole.

Elige carnes magras como bistec, filete o carne deshebrada. La porción de carne debe ser la equivalente a la palma de tu mano, sin tomar en cuenta los dedos. Evita la barbacoa y las carnitas, que contienen grasas animales muy dañinas para la circulación.

Las salsas preparadas con tomate o jitomate, chile y cebolla son libres. Puedes terminar con unas mentas sin azúcar.

Tortas

Elige un relleno sencillo: Jamón, pollo, queso panela o carne deshebrada.

Evita las tortas de milanesa empanizada.

Toma sólo una tapa del pan o, si tienes derecho a 2 amarillos, cómela completa.

Pide agua embotellada o agua mineral con limón.

Puedes acompañar la torta con un consomé o una buena ensalada verde, dependiendo de qué tan limpio sea el restaurante.

Hamburguesa

Come sólo una tapa del pan o si tienes derecho a dos amarillos, cómela complete.

Pide tu hamburguesa sin queso y ponle poca catsup.

Acompáñala de una ensalada cruda con limón o a la italiana, o escoge una hamburguesa con lechuga y jitomate.

Evita los tríos de hamburguesa, papas fritas y refresco (juntos equivales a 9 o 10 amarillos, es demasiada azúcar para una sola comida y acabará almacenándose como grasa).

Elige entre seis papas fritas a la francesa o una tapa de pan de tu hamburguesa o seis nuggets (aunque es preferible elegir una tapa de pan y partirla por la mitad para no consumir tanto carbohidrato).

En caso de que no te guste el agua simple pide agua gasificada, puedes añadir el jugo o la cáscara de un limón.

Restaurante italiano

Puedes comenzar con un carpaccio como entremés o una ensalada de mozzarella con jitomate.

Si vas a optar por pasta, elige solamente ½ taza de pasta y pídela preparada con jitomate, champiñones y queso o con jitomate, pimiento y carne o mariscos.

En caso de que alguien pida pizza, sólo toma una rebanada y no comas ninguna otra cosa con pan, y acompáñala de una buena ensalada con pollo o queso a la vinagreta.

Restaurante japonés

Elige un rollo de sushi sin empanizar, o ½ órden de yakimeshi (arroz con verduras).

Puedes continuar con un tepanyaki (pollo o camarones a la plancha con verduras) o bien con brochetas de pollo o camarón.

Restaurante chino

La comida china contiene una gran cantidad de almidones, por lo tanto, debes tener mucho cuidado con ella.

Evita los agridulces y los empanizados. El mejor platillo sería un chop suey y media orden de arroz.

Restaurante de comida internacional

Si tienes la oportunidad de escoger adónde ir, este tipo de restaurante puede ser la mejor elección, ya que en él encontrarás una gran variedad de platillos para elegir. Puedes tomar algún caldo de verduras, o platillos preparados con vino blanco o tinto.

Pregunta siempre al mesero cómo están preparados los platillos, y evita cualquier receta que contenga harina o maicena. Para botanear, elige alcachofas, champiñones, espárragos, palmitos, etcétera.

Elige una buena ensalada y aderézala con aceite de oliva y vinagre. Evita el aderezo mil islas, el roquefort y el francés (generalmente los espesan con harina o maicena, tres cucharadas equivalen a un amarillo).

Para acompañar la comida, toma una buena copa de vino. Disfruta cada bocado, y sobre todo, disfruta de la vida, de tus amistades, de la conversación. A través de un buen amigo puedes enriquecerte y llenar ese espacio en tu vida que no se ve, pero que siempre está ahí, anhelando *vivir*.

Testimonio

Después de años de buscar la dieta más apropiada para mí, y sin obtener ningún resultado, compré tu libro La dieta de los asteriscos hace unos meses y me preguntaba... ¿funcionará?

Ahora estoy feliz de seguir las indicaciones, en mes y medio ya bajé una talla, como riquísimo, sin preocuparme por llevar mi menú si voy a algún restaurante o visito a algún familiar. Gasté mucho dinero en dietas, limitándome de comprar otras cosas. Ahora le doy gracias a Dios por existir una persona tan honesta y profesional en su trabajo.

Dios la bendiga de todo corazón.

Adriana Rodríguez Peña

X

Neurolinguistica para adelgazar

Las personas que tienen prisa por adelgazar se desesperan y se enojan al subirse a la bascule y ver que no bajaron de peso de acuerdo con sus expectativas. Eso las hace deprimirse y volver a comer con ansiedad.

Olvídate de querer bajar para esa boda o para que te quede el traje de baño la semana próxima.

Piensa que el secreto está en cambiar tu estilo de vida poco a poco, paso a paso, día a día, comida tras comida y verás cómo tu sueño se convierte en realidad.

Me encanta este pensamiento de Samuel Smiles que describe el secreto para alcanzar lo que deseas:

Siembra un pensamiento y cosecharás una acción.

Siembra una acción y cosecharás un hábito.

Siembra un hábito y cosecharás... un carácter.

Siembra un carácter y cosecharás... un destino.

La clave está en cambiar la forma como nos comunicamos con nosotros mismos, ya que a través de nuestro lenguaje podemos modificar los patrones inconscientes y automáticos de nuestras vidas:

- La calidad de mi vida depende de mis pensamientos, la mente es como la tierra, lo que sembremos en ella sera lo que cosecharemos.
- La manera como podemos sembrar es a través de nuestro lenguaje interno.
- La clave es escucharnos a nosotros mismos para saber qué es lo que realmente estamos sembrando.
- Si constantemente me estoy repitiendo ¿soy una persona gorda? Así sera.
- En cambio, si me acepto y me amo como soy, voy a sentirme con los recursos para elegir lo que es bueno para mí.
- La mente toma el mensaje tal y como se lo damos, no analiza ni interpreta.
- La mente escucha tu lenguaje y se programa.
- Lo que pienso es lo que voy a tener en mi vida.

Recuerda que solo una parte de nuestra mente es consciente, el resto pertenece al inconsciente y tú lo programas. Lo que yo envíe a mi mente irá creando mi realidad.

El secreto para comunicarnos con nuestra mente es a través del lenguaje y nuestros pensamientos. Si cambian tus pensamientos, cambiará tu vida.

El cerebro no sabe del presente o del pasado, no

conoce el tiempo. Tu puedes disfrutar tu presente con pensamientos positivos y construir tu futuro.

El pasado quedó atrás, cuando tengas pensamientos negativos cámbialos usando el lenguaje del pasado.

"Yo antes era una persona con sobrepeso, antes comía sin control. Ahora tengo control sobre mis pensamientos y emociones y soy una persona feliz".

Busca que la hora de la comida sea un espacio sagrado para ti, date el tiempo para desconectarte del mundo y disfrutar de una comida calmada y tranquila.

Date la oportunidad de gozar los sabores y las texturas, habla contigo mismo a través de pensamientos de paz y armonía. Repite: *esta comida me alimenta y me da energía.*

Siéntate a disfrutarla, no comas en automático mientras haces otras cosas. Haz conciencia de lo que estás comiendo. Muchas personas se sientan a comer mientras ven la televisión y ni siquiera se dan cuenta de lo que comieron, ni disfrutaron su sabor.

Otras personas comen por ansiedad. Los pensamientos evocan emociones y las emociones nos pueden llevar a comer sin control. Recuerda que las emociones no son buenas, ni malas, es la manera como las interpretamos la que puede resultar negativa o positiva para norotros.

Escribe un diario de las emociones que están relacionadas con tu alimentación.

¿Por qué estoy comiendo?

¿Como por hambre o como por razones emocionales?

Como por hambre

- ¿Me va dando hambre poco a poco?
- ¿El estómago se siente vacío o hace ruidos?
- ¿Estoy satisfecho con lo que comí y dejo de comer sin sentirme culpable?
- ¿Puedo esperar a la hora de la comida?

Como por razones emocionales

- ¿De repente siento antojo?
- ¿Estaba viendo la televisión y vi un platillo delicioso que me provocó ir a la cocina?
- ¿Como sin hambre?
- ¿Como cuando me siento culpable después de haber comido?
- ¿Como cuando me siento aburrido?
- ¿Como cuando me siento triste?
- ¿Como cuando me siento estresado?
- ¿Como cuando siento soledad?
- ¿Como cuando siento enojo?
- ¿Como cuando me siento alegre?

Si comes por razones emocionales

Haz estas preguntas, ¿Qué siento? ¿En que parte de mi cuerpo lo siento?

No bloquees la emoción. Si estás triste date la oportunidad de sentirte triste. Llora y escucha canciones que acompañen tu sentimiento. Escribe en una hoja cómo te sientes y expresa tus sentimientos.

Cuando bloqueamos las emociones se convierten en adicciones o bien en enfermedades.

Una vez que hayas acompañado tu emoción y comprendas lo que te pasa, puedes buscar otra actividad. Tal vez ller un libro o llamar a un amigo, escuchar música, salir a caminar, meditar, respirar profundo, poner fotos en al álbum familiar, observar la naturaleza o buscar una actividad que disfrutes.

Consejos para evitar comer por razones emocionales

- Mantén alejados los dulces o las botanas
- No guardes comida en tu buró o escritorio
- Come solamente en la mesa del comedor
- Apaga la tele al comer
- Haz ejercicio mientras ves la tele
- Come despacio
- Planea con anticipación tus menús
- Lleva como botana una charola con verduras o un queso fresco a casa de tus amigos.

Si tiendes a comer en exceso

- Ve al supermercado después de haber comido
- Lleva una lista de lo que vas a comprar
- Llena tu carrito de verdura y fruta
- Sáltate los pasillos peligrosos
- Compra los alimentos en presentación chica: la bolsa de papas o 1/4 de litro de helado.
- A la hora de la comida: usa platos chicos para servirte
- Empieza comiendo un caldo de verduras y una ensalada
- Deja un poco de comida en tu plato
- Sírvete una sola vez
- No pongas los platones en la mesa

- Sal a caminar después de comer
- En restaurantes pide medias raciones o raciones para niño
- Toma agua o agua mineral antes de comer
- Come una ensalada para empezar
- Pide proteínas como plato fuerte: pollo, carne o pescado
- Comparte el postre con otras personas.

Eres una persona hecha a la imagen de Dios, y él te ama así tal y como eres. Elige sentirte feliz y sana, y disfruta tu presente.

No te des por vencido, piensa simplemente por día, por comida. Si en una comida comiste de más, no te juzgues, ámate y acéptate como eres, date un abrazo cuando te equivoques y simplemente vuelve a formar tu asterisco en la siguiente comida.

Día a día, paso a paso, irás teniendo control sobre tu vida, e irás dirigiéndote por el camino de la salud y la vitalidad, cuando menos lo pienses tendrás un cuerpo sano y delgado que te hará sentirte muy feliz.

¿Cómo puedo formar un hábito?

Para adquirir un hábito se necesitan siete pasos:

- Tener la conciencia de que lo necesitas
- Tomar la decisión de tenerlo
- Empezar a actuar como si lo tuvieras, por ejemplo: pensar en lo que comes por comida. ¡Cuidar mis **carbohidratos**!

- Rectificar: No te desesperes, vas a fallar en algunas ocasiones, la clave es volverlo a intentar en la siguiente comida.
- Perseverar, mantener la calma con constancia, recordando que no llega a la meta el más veloz sino el que sigue corriendo.
- Te empiezas a sentir feliz con lo que estás haciendo, con tus logros.
- Se vuelve automático, pasa a formar parte de ti.

Nos han hecho ilusionarnos con dietas rápidas, con pastillas milagrosas. Y compramos la idea de que se pueden bajar varios kilos de peso en una semana. Pero ahora sabemos que no es cierto, que estas promesas sólo nos hacen deshidratarnos, perder músculo y recuperar el peso que habíamos perdido e inclusive más.

No hay nada externo que pueda cambiar nuestra vida de un día para otro. La solución está entro de ti, en el hoy, en el presente.

Con pequeños cambios que hagas día a día en tu vida, serás una persona libre, sana y delgada.

Todo lo que necesitas es dar el paso, simplemente tomar la decisión de cambiar.

La clave es cambiar el presente, cambiar la manera en la que comes, qué comes y en dóndecomer, tales acciones, repetidas día a día, formarán hábitos y reforzarán tu voluntad.

Puedes analizar tu comportamiento actual y empezar a tomar decisiones diferentes. Si continúas haciendo lo mismo, obtendrás los mismos resultados.

El secreto está en cambiar tu estilo de vida poco a poco, paso a paso, día a día, comida a comida. Son los pequeños esfuerzos los que darán forma a tu destino.

¿Te acuerdas de la primera vez que tus papás te llevaron a la escuela? Seguramente no querías ir, muchas veces te costó trabajo levantarte, sin embargo, la perseverancia te hizo que se volviera un hábito y terminaste cada año de estudio.

Nos perdemos de muchas oportunidades en la vida porque nos damos por vencidos desde la primera vez, pero esto no fue siempre así. Ya no te acuerdas, pero cuando eras un bebé y aprendiste a caminar te caíste varias veces y eso no te impidió que te volvieras a levantar, y lo intentaras nuevamente hasta lograr tu objetivo.

A mi me encanta ver a los deportistas en las olimpiadas, es tan increíble su actuación, los patinadores de hielo son maravillosos y, aunque son los mejores del mundo, sufren caídas. Lo que los hace grandiosos es que están dispuestos a caerse y levantarse en las situaciones más críticas.

Lo más importante no está en la forma de tu cuerpo si no en la elección que hagas de ser una persona feliz y sana, en la decisión de aceptarte y amarte a ti mismo como eres.

Sólo del amor y la aceptación incondicional viene el cambio.

Si te culpas, si te lastimas, sólo disminuyes tu autoestima y te debilitas, pierdes la campacidad para realizar los cambios necesarios en tu vida.

Sólo cuando te amas y te consideras una persona valiosa adquieres el poder para cambiar tu vida.

Dificultades

Estos son algunos problemas a los que te puedes enfrentar:

- No querer pasar por el esfuerzo del proceso, por flojera o por falta de motivación
- Autodescalificarse, yo no puedo, eso no es para mí.
- Tener una visión de corto plazo y desanimarse al no ver los resultados inmediatos.
- Ser inconstante.

Para vencer las dificultades es importante que establezcas una meta corta:

- No te impongas una meta inalcanzable, ya que puedes desmotivarte. Elige una meta realista como bajar una talla de ropa cada mes.
- No vincules tu felicidad a un determinado peso. Acuérdate que si realizas ejercicio tu músculo va a crecer y el músculo pesa, pero ocupa muy poco volumen, un kilo de músculo ocupa la tercera parte del volumen que ocupa un kilo de grasa en tu cuerpo por lo que puedes estar adelgazando y simultáneamente ganar peso. Piensa en los atletas, pesan mucho y son delgados porque gran parte de su peso es músculo.
- ¿Que importa que peses más si te ves mas delgado, si te ves más jóven y mas sano?
- Mejor piensa en la talla de ropa que deseas utilizar
- El cuerpo ideal es el que te hace sentir feliz, delgado y con energía

- Lo importante es empezar a hacer cambios en tu vida que te lleven a modificar la forma de tu cuerpo, a quemar grasa y a fortalecer tu músculo.
- Recuerda, la clave está en ser paciente y perseverante.
- Piensa en la lección que nos dan las plantas. Cuando siembras un grano de trigo lo riegas con cariño, no te pones a dudar ni a remover la tierra para ver si está creciento, simplemente lo dejas ser, lo sigues regando y cuidando cada día, abonando la tierra, de repente, el día menos pensado ves que ha brotado un tallo y poco a poco se forman las espigas. Al paso de las estaciones el campo está repleto de espigas doradas. Es el campo más hermoso que has visto, fruto de tu esfuerzo y perseverancia.
- Ama tu cuerpo, cuídalo y con paciencia y perseverancia déjalo que sea lo que debe ser: un cuerpo sano y delgado donde habita una persona feliz.

Arma tu plan de vida

Es importante que realices un plan completo para triunfar. Las personas que han tenido éxito en las diferentes áreas de su vida no sólo tuvieron un deseo sino que establecieron metas concretas y las acciones adecuadas para alcanzarlas.

- EL PRIMER PASO ES DECLARAR LA META: Por ejemplo: Quiero ser talla 6 y estar lista dentro de 3 meses. Establece tu meta y el tiempo en que la alcanzarás.

- CREA UN PLAN DE VIDA: No sólo es importante cuidar tu cuerpo para que vivas en equilibrio, también es importante que cultives todas las áreas de tu vida.

Toma una cartulina y divídela en seis partes: tu área física, tu área mental, tu área espiritual, tu area familiar, tu área social, tu trabajo o logros.

Ahora piensa en lo que quieres para cada área de tu vida.

Existe una ley inviolable, la ley de la atracción: atraemos lo que visualizamos.

El área física te lleva a preguntar: ¿qué cuerpo quiero tener? Descríbelo detalladamente. Por ejemplo: deseo tener el abdomen plano. Ahora pega una foto del tipo de cuerpo que te guste.

En tu área mental: ¿qué deseas saber? ¿qué te gustaría aprender en esta etapa de tu vida?

Muchas personas comen de más simplemente porque están aburridas.

La clave es que te sientas plena en cada área de tu vida.

En tu área espiritual: ¿como puedes llenar esa área de tu vida que tiene sed de infinito? Sólo un ser infinito puede llenarla. ¿Cómo puedes estar cerca de él? ¿A través de la oración o de la meditación?.

El espíritu también necesita nutrirse.

Muchas veces comemos porque nos sentimos vacíos/as y buscamos que algo material nos llene. Podemos enfocarnos en la comida o en los aspectos materiales cuando sólo Dios puede llenar ese vacío.

Solo él puede darte esa paz y ese amor incondicional que tanto estás esperando. Búscalo dentro de ti, a través de la oración, la alabanza y el agradecimiento.

Y es a través de la alabanza y el agradecimiento que puedes sentirte plena.

¿Qué deseas para tu vida familiar? Recorta fotos de revistas que te ayuden a visualizar la familia que deseas.

¿Para tu vida social? ¿Cómo puedes fortalecer los lazos de amistad?

¿En tu trabajo? ¿Qué es lo que quieres alcanzar?

Una vez que hayas terminado tu cartulina pégala en un lugar donde la veas seguido y ten fe. Confía cada día en que puedes alcanzar lo que deseas y espera la gran sorpresa, verás cómo tus sueños se convierten en realidad.

Yo soy una fiel testigo de que los sueños se cumplen cuando los visualizas.

Hace ocho años me mudé a vivir a Monterrey, por una promoción en el trabajo de mi esposo, y tuve que dejar el trabajo de toda mi vida, a mis papás y a mis amigos.

En un mes y medio me había cambiado la vida por completo.

Tuve que empezar de cero: no conocía a nadie, no tenía casa ni trabajo, y mis tres hijos adolescentes estaban tristes y deprimidos porque habían dejado a sus amigos y a las personas que tanto querían.

Comencé a buscar una casa y durante ocho meses vi más de 120 casas sin encontrar lo que buscaba.Un día, leyendo la Biblia, encontré una frase que me ayudó a realizar mi proyecto de vida y a visualizar lo que realmente quería: "Pedid y se os dará".

Tomé mi cartulina y recorté de una revista una casa que me gustaba, junto a ella puse estas líneas: "Quiero una casa estilo mexicano".

Después pegué una foto de un libro, llevaba cuatro años con la idea de publicar un libro sin lograrlo, así que recorté la foto de un libro y le puse los asteriscos en la portada.

Quiero ver a mi esposo y a mis hijos felices. Saqué una foto de mi familia donde todos estaban sonrientes y animados.

Los resultados fueron sorprendentes.

Al mes y medio encontré la casa que quería y era exactamente como la había soñado.

Cuando terminé el libro lo mandé a México y en la editorial diseñaron la portada justo del color de la portada que yo había puesto en mi cartulina y tenía los asteriscos alrededor.

Mi familia ahora está feliz, encontramos amigos y personas maravillosas que han sido como una familia para nosotros.

Tú también puedes alcanzar lo que deseas, la promesa es para todos.

Sólo tienes que visualizarlo, creer, trabajar y esperar los resultados.

Una vez que has visualizado lo que deseas la mente te llevará a descubrir el camino para alcanzarlo.

"Pedid y se os dará" "Buscad y hallaréis".

Pedir es reconocer que no podemos solos, que necesitamos de un ser superior que todo lo puede. Buscar es hacer nuestro mejor esfuerzo cada día.

No te boicotees, ni dudes que puedes alcanzar lo que deseas, algunas personas se dan por vencidas en el camino diciendo que es culpa de las hormonas o porque están mal de la tiroides, o bien, que sus genes les hacen subir de peso, pero se ha descubierto que aún las personas que tienen tendencia a subir, si cambian las conductas obtienen los resultados que desean.

Elige que conductas vas a cambiar:

Si dices voy a intentarlo, a ver si puedo, no vas a llegar a ningún lado, Si quieres triunfar hay que arriesgarlo todo, y hacer lo necesario para lograrlo. Asegúrate de tomar la decisión en el momento apropiado cuando tengas la firme decisión de hacer los cambios necesarios para alcanzar tu meta; si quieres tener un cuerpo firme y marcado elige un horario para hacer ejercicio y apégate a él.

Lo ideal es hacer 30 minutos de ejercicio aeróbico tres veces por semana, y ejercicios de resistencia o pesas otras tres veces por semana. Puedes hacerlos el mismo día con una rutina de una hora o media hora todos los días.

Cuando haces ejercicios de resistencia como ligas o pesas es importante que dejes descansar tus músculos durante un día, esto hará que el músculo crezca y se repare.

Apunta los días y el horario en el que vas a realizar ejercicio.

Coméntales a tus amigos y familiares que has tomado la decisión de bajar de peso, el decirlo a los demás establecerá un compromiso más fuerte.

Platícales tu plan y pídeles apoyo, diles a las personas con las que vives que te ayuden porque estás dispuesta a lograrlo y necesitas que no pongan a la vista dulces, chocolates, pasteles, etcétera.

Revisa muy bien las porciones y lleva un diario de lo que comes. Si te gusta comer porciones abundantes elige las verduras libres, con ellas puedes preparar caldos, guisados y ensaladas deliciosas. Si en la tarde te comiste unas galletas, anótalas en tu diario y apunta también cómo te sentías en ese momento, eso te ayudará a detectar los estados de ánimo que te impulsan a comer y así podrás buscar otra salida.

Para tener la libertad de elegir los alimentos que te gustan aprende a leer etiquetas, un amarillo equivale a 15 gramos de carbohidratos. Revisa bien la porción, a veces en la etiqueta de un yogurt dice que contiene 6 gramos de carbohidrato en 100 ml y la taza de yogurt tiene 250 mililitros, lo que equivale a 15 gramos de carbohidrato: 1 amarillo.

Compra una taza medidora para cuidar las porciones; media taza de arroz ocupa aproximadamente la cuarta parte de tu plato.

Algunos pacientes llegan al consultorio y me dicen que no tienen fuerza de voluntad. En realidad no se nace con voluntad, la voluntad se adquiere, se conquista. La voluntad es una cualidad de la mente, así como la inteligencia busca la verdad, la voluntad busca el bien.

Nuestros sentidos le presentan a la mente el placer de comer como un bien.

¡Sabe rico! ¡Huele rico! ¡Se ve rico!

El secreto es que tú le presentes a tu mente el placer de ser una persona delgada y sana.

Imagínate que ya tienes el cuerpo delgado y sano que deseas, ¿cómo te sientes con él? ¿Qué cambios positivos hay en tu vida? ¿Qué sientes al haberlo logrado?

Estudios científicos evaluaron las zonas del cerebro que se activan después de una emoción fuerte. Por ejemplo, después de un momento de felicidad.

Meses después le pidieron a las personas que recordaran momentos de felicidad y se activaron las mismas zonas del cerebro.

En el cerebro se guardan los programas de nuestra historia. Aquí están los patrones que son responsables del éxito.

Si realmente deseas ser una persona sana y delgada comienza a sentirte así, dile a tu mente que eres una persona delgada y feliz.

Para la mente es lo mismo pensar que hacer.

Piensa en este momento que estás chupando un limón. Imagínate que tres o cuatro gotas caen en tu lengua. ¿Qué sientes?

Ahora imagínate que eres una persona delgada y feliz.

¿Cómo te sientes? ¿Cómo actúas? ¿Cómo entras a un lugar lleno de gente? ¿Qué te comentan tus amigos y familiares?

Siéntete feliz. La mejor manera de alcanzar una meta es sentir que ya has llegado a ella.

Acuérdate de algún momento en que te has sentido una persona plena y feliz, con la capacidad de lograr lo que te propones.

¿Cómo te sientes ahora? Seguramente te sentirás con capacidad y recursos para enfrentar los desafíos que la vida te presente.

Vive la emoción que te llevará a alcanzar tus metas.

XI

¡Adelante con el ejercicio!

Haciendo una misma cantidad de ejercicio, una persona gruesa quema más calorías que una persona delgada, porque mover el peso extra requiere de mayor gasto de energía. Esta es la razón por la cual una persona obesa adelgaza con mayor rapidez que otra que sólo tiene unos kilitos de más. Nuestro cuerpo tiene 666 músculos y a cada uno de ellos le gusta ser ejercitado.

Existe la falsa creencia de que el ejercicio o la actividad física aumentan el apetito. Los estudios científicos han demostrado que la cantidad de alimentos que se ingieren a la larga disminuyen cuando una persona pasa de una ocupación con poca actividad a otra de actividad moderada. El ejercicio energético antes de una comida generalmente reduce el apetito. También, si se aprende a disfrutar del ejercicio, se sustituirá la manera de comer indebida, causada por el aburrimiento y la tensión.

No tienes que empezar a correr, ni hacer otro

ejercicio pesado hasta agotarte. De hecho, se ha demostrado que si realizas ejercicio lentamente y con constancia, empiezas a utilizar la grasa almacenada como combustible. En cambio, si corres a toda velocidad sólo quemas glucógeno y no grasa.

Si decides salir a caminar, no pretendas correr como un atleta desde el primer día. Comienza por caminar a buen paso. Lo importante es que la duración del ejercicio seade 30 minutos, ya que durante los primeros 15 minutos el cuerpo gasta las reservas de glucógeno y hasta 15 minutos después se empieza a utilizar la grasa almacenada.

Cuando se quiere adelgazar, es muy cierto el dicho que dice: "Más vale paso que dure y no trote que canse".

En los últimos años, muchas investigaciones han demostrado los múltiples beneficios que el ejercicio puede proporcionar, por lo que una gran cantidad de personas se ha sometido a programas de ejercicio intenso, que sólo ponen en riesgo su integridad física. El ejercicio debe realizarse en forma moderada, para mantener a nuestro organismo en óptimas condiciones de salud.

Cuando empezamos a hacer ejercicio, se utiliza como primera fuente de energía el glucógeno almacenado en el músculo. Esta energía se acaba aproximadamente a los 15 minutos de haber comenzado el ejercicio. Si continúas ejercitándote de manera moderada, a 60% de tu máximo ritmo cardiaco, aproximadamente unas 120 o 130 pulsaciones por minuto, se activa el uso de la grasa como combustible; de esta manera, la grasa aporta 75% de la energía total que se requiere durante los siguientes 15 minutos de ejercicio. En cambio si aumentamos el ritmo cardiaco a 150 pulsaciones por minuto, el consumo de grasa disminuye, ya que nuestro organismo entra a un periodo de transición aeróbico-no aeróbico, donde la energía utilizada proviene 50% de las grasas y 50% de *carbohidratos*.

Cuando realizamos ejercicio a alta intensidad producimos ácido láctico, y la fuente de energía proviene en su totalidad de los *carbohidratos* almacenados en el hígado y no de la grasa.

Realizar ejercicio aumentará tu gasto de calorías

Cuando realizamos ejercicio aumentamos nuestro metabolismo o gasto calórico durante todo el día. La recuperación después del ejercicio prolongado puede durar hasta 12 horas, lo que nos ayuda a gastar otras 100 calorías adicionales.

El ejercicio ayuda a mantener estable el nivel de azúcar en la sangre

El ejercicio aeróbico reduce los niveles de producción de insulina e incrementa los niveles de glucagon, hormona que libera el azúcar del hígado y lo manda al torrente sanguíneo.

El ejercicio dilata los vasos sanguíneos e incrementa el paso del oxígeno a los músculos. Sin la presencia de oxígeno los músculos no pueden utilizar la grasa almacenada como fuente de energía. *Así, en la medida que realizamos ejercicio, evitamos el almacenamiento de grasas.*

Recordemos que los azúcares de la sangre, con la ayuda de la insulina, pasan primero al músculo y sólo el sobrante se almacena como grasa. Entre más porcentaje de músculo tengas en tu cuerpo, menos grasas almacenarás.

Pérdida muscular paulatina

A partir de los 30 años comienza a descender el nivel de producción de la hormona del crecimiento en nuestro organismo, con lo que perdemos 1/2 kilo de músculo cada año, que es sustituido por 1/2 kilo de grasa. Si no nos ejercitamos, al alcanzar los 40 años habremos perdido cinco kilos de músculo y a los 50 años, diez. Cada kilo de músculo quema 46 calorías; en cambio, un kilo de grasa sólo dos, por lo que a los 50 años

estaríamos dejando de quemar 440 calorías. Entonces, si continuamos consumiendo la misma cantidad de alimento, comenzamos a acumular grasa. De ahí el comentario de que llegamos a "la edad de los nunca": "Yo nunca había pesado tanto..."

La Clínica Mayo recomienda el ejercicio como la manera más económica de fortalecer la hormona del crecimiento, hormona que ayuda a la formación de masa muscular y evita el envejecimiento prematuro.

El ejercicio aeróbico aumenta de 1.5 a 2 veces la producción de la hormona del cre- cimiento, y una rutina de ejercicios con pesas la aumenta de 3 a 4 veces. Se recomienda alternar los dos tipos de ejercicio aeróbico y anaeróbico para lograr los resultados deseados y evitar la pérdida muscular.

El ejercicio moderado te permitirá quemar la grasa almacenada

Si deseas adelgazar, el ejercicio moderado y el factor tiempo son la clave. Haz ejercicio por lo menos durante 30 minutos, ya que durante los primeros 15 minutos únicamente utilizas glucógeno y después comenzarás utilizar la grasa almacenada.

Cuando realizamos ejercicio en climas cálidos, el consumo de *carbohidratos* aumenta y el consumo de grasa disminuye, por lo que no debes utilizar plásticos o ropa que te haga sudar, lo que en realidad te hará quemar menos grasa. Lo más recomendable es que realices ejercicio a temperatura ambiente con ropa de algodón.

Quema grasa realizando ejercicio

Los expertos reconocen que la dieta no es suficiente para quemar el exceso de calorías provenientes de una alimentación alta en grasa y alta en azúcar, que ha llevado a la población a registrar elevados porcentajes de obesidad.

El Departamento de Agricultura de Estados Unidos, que había enfocado toda su atención a la alimentación, está expandiendo ahora su área de interés al ejercicio.

The American Heart Association afirma que un programa regular de entrenamiento con pesas aumenta la fuerza muscular. El acondicionamiento físico mejora el funcionamiento del corazón y los pulmones, y además, reduce los riesgos de enfermedad coronaria y favorece el metabolismo de la glucosa.

El ejercicio regular puede ayudar a evitar la depresión, aumenta la autoestima, ayuda a controlar el estrés y mejora nuestra calidad de vida.

Las ventajas del ejercicio moderado

No puede conservarse la salud si no se hace ejercicio, del mismo modo que no se puede subsistir sin alimento. "La vida está en movimiento", dijo Aristóteles. Si no nos movemos, nos atrofiamos y afectamos todas las funciones del organismo. Las articulaciones de la caja torácica comienzan a anquilosarse y el tejido pulmonar pierde elasticidad. Esta parálisis progresiva disminuye la capacidad de oxigenación del organismo.

Cuando realizamos algún ejercicio, los pulmones se despliegan, permitiendo la entrada de oxígeno a todos los sistemas de nuestro cuerpo, con lo que la sangre se libera de impurezas y se renuevan nuestros órganos.

El ejercicio mejora las condiciones del corazón, elimina la tensión y nos ayuda a disminuir los niveles de grasa almacenada, reduciendo nuestras medidas, afirmando nuestros músculos y moldeando nuestro cuerpo. Además, el ejercicio aumenta nuestra condición física, con lo cual el corazón y los pulmones funcionan eficientemente, lo que incrementa nuestra fuerza muscular, flexibilidad, agilidad, coordinación y reservas de energía.

De acuerdo con los datos publicados en 24 estudios, la actividad física reduce el riesgo de desarrollar cáncer de colon.

Ejercicio para prevenir la osteoporosis

El ejercicio físico también previene la osteoporosis, permitiendo la movilización del calcio y la renovación constante de los huesos.

La importancia del ejercicio sobre el sistema estructural comienza en la juventud. 30% del esqueleto se forma durante la pubertad, durante los 9 y los 14 años, la edad ideal para fomentar el hábito del ejercicio.

Los depósitos de minerales en los huesos pueden ayudar a las mujeres a mantener en óptimas condiciones su esqueleto durante la menopausia, cuando empieza a perderse la masa ósea. Los ejercicios de resistencia que se realizan con regularidad de dos a tres por veces por semana evitan el riesgo del desgaste de cartílagos o los desgarres musculares que pueden presentarse con actividades de alto impacto.

Ejercicio para reducir los niveles de colesterol en la sangre

Los expertos reconocen que realizar ejercicio con regularidad ayuda a aumentar el gasto de energía y a reducir los niveles de colesterol. Investigadores de la Universidad de Old Dominion evaluaron los niveles de colesterol en mujeres jóvenes y sanas, y encontraron que un entrenamiento con pesas reduce los niveles de lipoproteínas de baja densidad (LDL), comúnmente conocidas como colesterol malo. El ejercicio aeróbico produjo los mismos resultados.

Este entrenamiento debe incluir estiramiento de piernas, flexiones y bíceps. Los participantes de este estudio mostraron una reducción en sus niveles de colesterol y grasa, aumentaron la fuerza muscular y mejoraron su equilibrio corporal, reduciendo el riesgo de caídas.

Cada sesión de entrenamiento duró de 45 a 50 minutos. Se realizaron sesiones de tres días a la semana durante catorce semanas.

Es importante señalar que si piensas hacer una rutina con pesas, es recomendable ejercitarse cada tercer día para dejar que los músculos descansen y se recuperen.

De acuerdo con la investigación del doctor Curton, la forma más efectiva de reducir el colesterol es a través de la dieta y la práctica de ejercicio constante. El ejercicio se debe practicar 4 días por semana, con un gasto promedio de energía de 300 calorías al día, a través de un ejercicio aeróbico moderado.

Libérate del estrés

El ejercicio, además, te ayuda a liberarte del estrés emocional. A veces comemos de más porque nos sentimos aburridos o irritables. El ejercicio te hará relajarte, y te ayudará a salir de casa y huir de las tentaciones. Cuando no tenemos nada que hacer, lo primero que se nos ocurre es ir a buscar algo a la despensa.

Es importante que busques un ejercicio que te guste y que se adapte a tu estilo de vida. Si eres muy disciplinado puedes realizarlo en casa, pero si prefieres hacerlo en grupo puedes inscribirte a clases de baile o a un gimnasio para realizar ejercicios aeróbicos. Piensa en algo que puedas hacer toda tu vida, y que te dé grandes satisfacciones.

El ejercicio da nuevo vigor a la vida sexual

Cuando uno se siente atractivo y en forma, la intimidad adquiere un encanto especial. Los expertos opinan que el ejercicio ejerce una multitud de cambios fisiológicos que pueden ocasionar un renacimiento sexual en quienes lo practican.

Al respecto, la sicóloga Linda de Villers analizó dos mil encuestas efectuadas para una revista femenina y descubrió que 83% de quienes respondieron eran mujeres que realizaban ejercicios aeróbicos tres veces por semana.

Entre ellas, 40% dijo excitarse con más rapidez que antes de iniciar el programa de ejercicios, 31% afirmaba tener relaciones sexuales más a menudo, y 25% llegaba al orgasmo con más facilidad.

Cualquier ejercicio aeróbico puede mejorar tu vida sexual. Algunos científicos consideran que las endorfinas, hormonas que se liberan durante el ejercicio, pueden elevar el estado de ánimo y convertirnos en mejores amantes. Estas sustancias se liberan después de correr unos tres kilómetros o hacer un ejercicio equivalente.

Otros investigadores señalan la relación entre la actividad física y los bajos niveles de colesterol malo.

La actividad física mejora la circulación y aumenta la concentración de colesterol bueno o lipoproteínas de alta densidad, lo que ayuda a que las arterias se destapen y mejore el flujo de la sangre en todo el organismo, incluidos la región pélvica y los órganos sexuales.

En los hombres sedentarios, la deficiencia en el suministro de sangre disminuye la capacidad de erección del miembro masculino, explica James White, fisiólogo del ejercicio.

Todo aquel que haga ejercicio y se alimente bien, se sentirá mejor y gozará de una vida sexual intensa.

Importancia de los músculos para la pérdida de peso

El principal propósito del ejercicio es la adaptación física; lo que significa que tu cora- zón y pulmones funcionen eficientemente, que tengas fuerza muscular, flexibilidad, agilidad, coordinación y reservas de energía.

Un estudio publicado por la Sociedad Americana de Cáncer reveló que las mujeres de edad mediana, al caminar 30 minutos al día se mantenían en el mismo peso, siempre y cuando la cantidad de calorías ingeridas se mantuviera igual. Otras actividades que pueden ayudar son la jardinería, sacar a pasear al perro y realizar tareas domésticas fuertes.

Cuando combinamos las pesas con ejercicios aeróbicos, obtenemos resultados más notables en cuanto a la pérdida de grasa.

Haz pesas dos o tres veces por semana, levantando las pequeñas para los brazos, cuello y torso, y las largas de la cintura para abajo. Por cada medio kilo de músculo que desarrollemos quemaremos 46 calorías extra al día.

Algunos aspectos que es necesario considerar

Busca la manera de realizar ejercicio, inclúyelo en tu horario, diviértete haciéndolo. Si no te gustan los deportes solitarios, busca uno de grupo.

Recomendaciones

Empieza pausadamente.

Tómate unos minutos de calentamiento al principio y unos de relajación al final.

Si en un momento dado sientes náusea, la respiración demasiado rápida, dolor en el pecho o punzadas en el corazón, bájale al ritmo hasta que tu pulso se desacelere, y llama al doctor.

Escoge el ejercicio que más se acerque a tu meta y condición. Si te gusta correr, empieza 5 minutos caminando y 5 corriendo o caminando rápido. Empieza poco a poco a caminar menos y correr más, hasta que logres correr 30 minutos seguidos.

El doctor Prieto Tonino, jefe de medicina del deporte del Centro Médico de la Universidad de Loyola, dice que no hace falta gastar grandes sumas de dinero para hacer ejercicio: "Basta con salir a caminar" y para recuperar tu masa muscular te recomiendo comprar algunas ligas y mancuernas.

Mantente joven haciendo ejercicio

Las investigaciones de la Universidad de Texas en Galveston han mostrado que el ejercicio puede retardar el proceso de envejecimiento.

Un programa de caminatas con duración de 22 semanas, para personas de 70 años, les hizo recuperar 22 años de capacidad pulmonar disminuida, y un entrenamiento de resistencia de 12 meses aumentó en un 100% su fuerza muscular. En el caso de las mujeres de 64 años, se duplicó la fuerza muscular de sus piernas.

Las personas que caminaban varios días por semana disminuyeron su riesgo de discapacidad, se volvieron capaces de realizar caminatas largas, subir escaleras, arrodillarse e inclinarse.

Los pacientes que realizaron ejercicio con regularidad durante dos años tuvieron menos casos de enfermedades cardiacas que los que no lo hicieron.

Entre las personas que habían tenido una enfermedad circulatoria, el ejercicio redujo de 20 a 25% el riesgo de muerte por ataque cardiaco.

Si deseas reducir de peso y mantener firmes tus tejidos, no existe nada mejor que una buena caminata, que te permitirá formar músculo y bajar de peso sin flacidez.

En el caso del ejercicio aeróbico, lo ideal es estar en un rango entre 60 y 80% de tu ritmo cardiaco.

Para calcular tu ritmo cardiaco, utiliza esta fórmula:

Ritmo cardiaco (RC) = 220 − edad RC x .80 = nivel máximo RC x .60 = nivel mínimo

Es importante que no sobrepases tu límite máximo para que realmente quemes grasa.

Realizar ejercicio nos dará muchas recompensas: nos ayudará a perder grasa, a

mantenernos en una talla pequeña, y lo mejor: nuestra piel se verá firme y atractiva como en los años de la juventud.

La recompensa que obtendrás será maravillosa: un organismo sano que lleva su carga de energía vital a las células cerebrales y las limpia de inquietudes malsanas, dándoles fuerza y, lo más importante, *alegría de vivir*.

Testimonio

Estimada Patricia:

Hoy domingo 20, después de llegar de caminar El Pinal en Chipinque, en ayunas, me dio por ir a pesarme en la báscula de siempre en casa. ¡Cuál sería mi sorpresa que por primera vez desde 1987 no había llegado a dos dígitos: 99.75 kilos!

Me pesé dos veces y revisé la calibración, pues no lo podía creer

Inicié la dieta el 14 de julio, o sea baje 3.5 kilos en dos semanas, pues vestido en tu pesa marcaba 105.3, y arrojaba un sobrepeso de 14.779 kilos.

La verdad que no he padecido hambre ni ansiedad, ni nada especial, ni he tenido que acudir a pastillas que bajen mi apetito voraz.

La dieta de los asteriscos es una maravilla. Gracias Paty por tu ayuda, motivación y conocimientos al servicio de tu prójimo.

Aunque no puedo cantar victoria y falta un buen trecho, esto es como el Camino de Santiago; cuando cruzas la meta psicológica de los 100 kilómetros, ya te sientes ¡más cerca del objetivo!

Como dicta el Change Management; ¡para grandes cambios, hay que celebrar los pequeños!

Nos vemos el 28 y espero seguir de acuerdo con tu plan de ataque al sobrepeso y la grasa.

La verdad es que hasta hoy sentí que caminé más rápido y mejor.

Seguiré balanceando mis porciones de carbohidratos, proteínas y grasas, apoyándome en mis amigas las verduras.

Te mando un sincero saludo y nuevamente gracias por tu ayuda.

Tu amigo

Jesús S.

P.D. Naturalmente, este mail de auto porras y auto motivación, busca mayor compromiso conmigo mismo, en algo en lo que he fracasado repetidamente y ahora siento que puedo lograr.

Las buenas experiencias hay que compartirlas, GUERRA DECLARADA AL SOBRE PESO, EL COLESTEROL y LA INACTIVIDAD.

XII

Lipoescultura a través de los alimentos

Cambia tu figura quemando grasa en zonas localizadas

Para reducir la grasa en las zonas de tu cuerpo donde la tienes acumulada es necesario conocer cuál es tu glándula dominante.

Existen cuatro glándulas: la pituitaria, las glándulas andrógenas, las gónadas y el páncreas. En cada organismo una de ellas es más activa y eso hace que unas personas acumulen grasa en cierta parte del cuerpo, como el abdomen, mientras que otras la acumulan en la cadera.

Cuando las glándulas dominantes son las glándulas andrógenas o glándulas masculinas, la persona acumula grasa en la espalda, el pecho, los brazos y los hombros.

Cuando la glándula dominante es el páncreas, la persona acumula grasa en el abdomen y el talle, lo que comúnmente se conoce como cuerpo de manzana.Cuando la persona acumula grasa en las caderas o piernas es porque trabajan en exceso las gónadas o glándulas sexuales femeninas.

Cuando la persona sube en todas las partes de su cuerpo es porque su glándula dominante es la pituitaria que controla todas las glándulas del organismo. Se sube como si fuera uno un bebe acumulando grasa en cara, brazos, hombros, pecho, piernas, muñecas, caderas.

El secreto para eliminar la grasa en zonas localizadas es conocer cuales alimentos activan el funcionamiento de cada glándula para reducir su consumo.

Glándulas andrógenas

Si subes de grasa en la parte de arriba del cuerpo (espalda, hombros y brazos) te recomiendo reducir los alimentos que contienen sal y colesterol, como los huevos, carne, embutidos, jamón serrano, salchichas, mariscos y quesos grasosos (manchego o Chihuahua).

Elige como fuente de proteínas el pollo, el pescado y quesos frescos como el panela, cottage, ricotta y mozzarella.

Realiza ejercicios que fortalezcan la parte baja del cuerpo como *spinning*, natación con tabla para patalear y patinaje.

Evita el remo y el nado de *croll* o mariposa.

Páncreas

Si tu problema está en la parte media del cuerpo, abdomen, talle, y parte alta de las caderas evita el consumo de cafeína. La cafeína es una productora de insulina.

La insulina es una hormona producida por el páncreas que almacena los azúcares o carbohidratos que se encuentran en la sangre en forma de grasa. Evita el consumo de café, te negro, chocolate o bebidas de cola, y reduce el consumo de carcohidratos.

Recuerda que los carbohidratos se encuentran en los cereales, como el pan, las galletas y la pasta; la papa, la zanahoria, los ejotes, el elote y las leguminosas en general, la fruta, la leche y el yogurt.

Los carbohidratos son cadenas de azúcares que al ser digeridos pasan a la sangre y, como es peligroso que los azúcares se queden en las arterias porque pueden dañarlas, el páncreas, que es nuestro sistema protector, produce insulina, la hormona que los almacena en el músculo y en los depósitos de grasa alrededor de la cintura y el abdomen.

No elimines los carbohidratos por completo, pero redúcelos a una ración por comida y, de preferencia, cómelos acompañados de proteína y grasa para que los azúcares que contienen lleguen lentamente a la sangre y no disparen la producción de insulina.

Se recomienda realizar ejercicios que te relajen ya que el estrés también es productor de insulina: puedes relajarte con una caminata ligera, yoga, *tai chi* o pilates.

Gónadas

Las gónadas son las glándulas sexuales femeninas y cuando son dominantes la persona produce exceso de estrógenos con el consecuente aumento de la producción de grasa, el cual termina por acumularse en las caderas y las piernas.

Si este es tu problema reduce el consumo de grasa como aceites, aguacate, mantequilla y semillas (nueces, almendras, pistaches, cacahuates, etcétera)

Evita el consumo de grasas hidrogenadas como la margarina, manteca o aceites vegetales hidrogenados que se utilizan mucho para la elaboración de papas fritas, tortillas de harina, galletas y pan dulce. Revisa las etiquetas y elige productos elaborados sin grasas hidrogenadas (algunos tienen la leyenda 0 grasas *trans*).

Otro factor que puede ayudarte a reducir la grasa de las caderas es aumentar la ingesta de yodo. El yodo es un mineral necesario para el buen funcionamiento de la tiroides y facilita la quema de grasa de esas zonas. La tiroides funciona con alimentos ricos en yodo como los champiñones, espárragos, palmitos, mariscos, algas marinas y sal yodada.

Elige ejercicios que fortalezcan la parte de arriba de tu cuerpo como remo, natación en estilo dorso, *croll* y mariposa. Si decides hacer pesas trabaja más la parte de arriba del cuerpo y pon poco peso cuando realices ejercicios de pierna.

Evita el *spinning* y la elíptica, si decides hacerlo no le pongas resistencia.

Pituitaria

La pituitaria es la glándula maestra. Esta glándula se activa con el consumo de lácteos, por lo que las personas que suben en todas las áreas del cuerpo deben evitar el consumo de yogurt, leche, quesos, crema y mantequilla

Elige como fuente de proteínas el pollo, el pescado, la carne, los huevos y el jamón.

Evita las pesas con mucho peso, mejor realiza varias repeticiones sin peso o elige deportes que trabajan todo el cuerpo como caminar, pilates, natación, correr, etcétera.

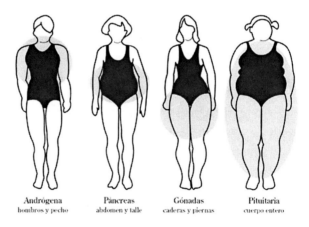

Andrógena	Páncreas	Gónadas	Pituitaria
hombros y pecho	abdomen y talle	caderas y piernas	cuerpo entero

XIII

Tus motivos para adelgazar

Para lograr nuestros objetivos, todos tenemos dos motivaciones básicas: Buscar el placer. Evitar el dolor.

Mientras no descubramos cuáles son nuestras verdaderas motivaciones para adelgazar es muy probable que vayamos de una dieta a otra sin obtener resultados. El placer instantáneo de comernos un delicioso pastel puede hacer que dejemos a un lado el intento de bajar de peso, y nos olvidemos por completo de la dieta.

Para que realmente alcancemos el peso deseado tenemos que visualizar nuestra meta y tener claro cuáles son nuestras razones para adelgazar.

Tómate un tiempo de descanso en un lugar tranquilo para reflexionar, y contesta estas preguntas:

- ¿Qué cuerpo quiero tener?
- ¿Qué talla de ropa quiero usar?
- ¿Qué es lo que me motiva a cambiar?

- Cuando alcance mi peso ideal: ¿qué va a ser diferente en mi vida?
- ¿Cómo va a cambiar la relación con mi pareja o con mis familiares?

Visualiza tu éxito

Supongamos que terminas todas tus actividades del día y que comienza a oscurecer. Te vas a dormir y descansas profundamente. Al amanecer te das cuenta que eres una persona delgada, que tu piel esta firme. Entras a tu closet y al final del armario encuentras una prenda de ropa que siempre te ha encantado, al ponerte la ropa luces de maravilla, te miras en el espejo y sonríes por lo delgado y sano que se ve tu cuerpo. ¿Cómo te sientes? ¿Qué cambios observas en tu vida? ¿Qué comentarios te hacen los demás? ¿Qué les dirías cuando te pregunten cómo lo lograste?

Apunta en un cuaderno tus emociones y los cambios que hiciste para lograr tu meta.

Evaluación

Una vez que hayas contestado las preguntas anteriores, reflexiona por unos momen- tos: ¿qué estás haciendo que sea bueno, positivo y saludable para ti? Puede ser que estés comiendo verduras, o haciendo ejercicio dos veces por semana. Cada semana hazte esta pregunta: ¿qué ha mejorado en mi vida? ¿Qué opinan los que me rodean de este cambio? ¿Qué cambios tengo que hacer en mi vida para lograr que sean tres días los que haga ejercicio en vez de dos?

Establece metas pequeñas

Comienza por establecer metas pequeñas y

concretas: tomar más agua, salir a caminar, dejar el refresco. A fin de cuentas, perder peso va a ser el resultado de estos pequeños cambios.

Realiza una tarea diaria

Comienza por recordar que la solución de los grandes problemas empieza con una pequeña solución. Debes ser perseverante. Recuerda que "No llega a la meta el más veloz sino el que permanece corriendo".

Aprende a controlar tu apetito

¿Alguna vez te ha sucedido que al terminar una comida dices: "Me siento tan mal que no volveré a comer hasta mañana"? ¿O tal vez, durante alguna comida, comiste tanto que te aflojaste el cinturón para poderte comer el pastel, que se te antojó mucho?

Si esto te suena familiar, es probable que no estés escuchando los mensajes que te envía tu cuerpo. Nuestro organismo nos envía señales, avisándonos que ya estamos satisfechos y que, si comemos más, nos sentiremos bastante mal después.

Por suerte, existen estrategias prácticas y sencillas que podemos usar para captar las señales que nuestro cuerpo nos envía. Notarás que estas recomendaciones te conducirán hacia hábitos alimenticios más saludables y te proporcionarán una mayor sensación de satisfacción después de que hayas terminado de comer.

Realiza cambios en tu casa

Necesitas hacer algunas adaptaciones en tu casa para poder cumplir tus metas.

Revisa todos los rincones y observa dónde tienes la comida. La comida no debe estar a la vista, a menos que abras el refrigerador o la despensa. Incluso cuando abras el

refrigerador o la despensa, trata de que la comida que esté más accesible sea baja en calorías y en grasa. Guarda en recipientes transparentes pepinos y jícamas con limón. Ten a la vista una jarra de agua de jamaica.

Pon en la parte posterior del refrigerador, en recipientes opacos de color oscuro, los postres o guisados ue contengan grasa o azúcar. De preferencia, no tengas comida

que pueda sabotear tus propósitos.

Elimina las asociaciones

A veces tenemos asociados alimentos entre sí: tomamos café con galletas o leche con pan. En ese caso, será más fácil lograr nuestra meta si eliminamos ambos de nuestra alimentación.

En otros casos, relacionamos alguna actividad con lo que comemos: por ejemplo, comemos papasmientras cosemos o galletas mientras escribimos. Será mejor dejar esa actividad asociada a la comida por un tiempo, hasta que podamos controlar nuestra alimentación más adecuadamente.

A veces nos sentamos a ver la televisión y se nos antoja todo lo que vemos, por lo que vamos a buscar algo de comer a la alacena. En ese caso, busca otra actividad que te distraiga, analiza qué es lo que estás haciendo cuando logras tus propósitos, y repítelo hasta que se vuelva un hábito.

Sintoniza las señales de tu cuerpo

Ya que tengas controladas las señales ambientales que te inducen a comer, será más fácil que prestes atención a los avisos de tu cuerpo. Las señales biológicas más comunes de hambre son ruidos en el estómago, dolor de cabeza, baja temperatura en tu cuerpo y mayor salivación. Cada persona tiene señales específicas: es importante que te observes cuidadosamente y aprendas a detectarlas. Come sólo cuando tengas hambre.

Come despacio

Disminuye la velocidad a la que comes. A algunos alimentos les toma tiempo empezar a circular por el torrente sanguíneo e informar al cerebro que ya no es necesario seguir comiendo. Así, durante los primeros 10 a 15 minutos tu cuerpo no registra que ya estás satisfecho. Aproximadamente 20 minutos después de haber empezado a comer, el cerebro registra que estás satisfecho; por lo tanto, si comes a gran velocidad habrás ingerido demasiado alimento. Date el tiempo necesario para disfrutar los alimentos, platica y disfruta cada bocado: esa es la manera más simple de evitar comer en exceso.

Sigue estas recomendaciones para disfrutar la comida y aprovecharla mejor: Relájate. Toma un sorbo de agua entre bocado y bocado. Pon los cubiertos en el plato mientras masticas.

Concéntrate en la plática de tus familiares o amigos, escúchalos con atención. Haz una pausa en medio de la comida.

Trata de servirte una sola vez, no dejes los platones de comida sobre la mesa o ponlos en un lugar lejano, de manera que tengas que levantarte para volver a servirte.

Usa palillos chinos o come con la mano opuesta, para que te cueste más trabajo y lo hagas con lentitud.

Date tiempo para comer, de 20 a 30 minutos. Esto asegurará tu éxito, ya que tu cuerpo enviará al cerebro las señales de que ya no tienes hambre y evitarás comer en exceso.

No te saltes comidas

Trata de comer cada tres horas, de esta manera mantendrás tus niveles de azúcar estables y te será más fácil controlar la siguiente comida.

Ten paciencia

Ten presente que dejar que tu cuerpo determine tu comportamiento al comer es uno de los hábitos más difíciles de desarrollar, sobre todo después de toda una vida comiendo bajo las órdenes de señales externas.

Hoy puedes dar el primer paso, pero si de vez en cuando comes influida por señales externas, no te desanimes: simplemente vuelve a poner atención a tu cuerpo y mantente atenta hasta que vayas creando un hábito y elimines día con día la influencia de las señales externas.

Identifica alimentos y situaciones desencadenantes

El azúcar

De todas las comidas que provocan adicción y

alteran el ánimo, la más común es el azúcar, porque afecta a un mayor número de personas y está presente de manera muy abundante en su dieta. El exceso de azúcar en caramelos, postres, refrescos, cereales, etcétera, eleva los niveles de azúcar en la sangre y los transforma en grasa, lo que ocasiona que el nivel de azúcar baje bruscamente y necesitemos más. Muchas personas dicen que el azúcar funciona como una medicina contra el aburrimiento y la depresión, y que también produce una ola de energía. Pero estos efectos son de corta duración y aceleran la adicción.

El chocolate

El chocolate es el segundo desencadenante más común. El término que la mayoría de las personas utiliza para describir al chocolate se relaciona con los sentimientos. Usan expresiones como: "Amo el chocolate". En el Instituto Psiquiátrico del Estado de Nueva York se publicó un estudio para mostrar que un cuerpo enamorado produce una sustancia llamada feniletilamina. El chocolate está cargado de feniletilamina. De manera que cuando alguna persona dice que ama el chocolate, no habla sólo metafóricamente.

Si no puedes controlar tu compulsión por comer chocolate no los compres, y pídele a tus familiares que si los van a comer, los escondan o los mantengan alejados de ti.

Situaciones desencadenantes

El comedor compulsivo debe identificar y

ponerse en guardia contra situaciones desencadenantes que pueden darle el empujón hacia una comilona.

La mayoría de las personas comen ansiosamente en las reuniones familiares, en especial en la época de vacaciones. La frase que se oye con mayor frecuencia es "nos reuniremos para comer". Las personas no suelen respetar a los que están a dieta, y suelen decirles frases como estas: "No exageres, no estás tan gordo", o "¿No vas a probar esta delicia? ¡La preparé especialmente para ti!" Es mejor decirles que tienes un problema de salud, como triglicéridos altos, y que el médico no te permite comer esos alimentos. Sólo así respetarán tu deseo.

Las fiestas y festejos, sobre todo los relacionados con el ámbito laboral, representan un peligro especial por la presión que ejercen para comer, beber y celebrar. En esos casos, come algo liviano antes de salir de casa, como una buena ensalada, y toma dos vasos de agua.

El simple hecho de pasar frente a una cafetería puede ser un factor desencadenante. Cambia de ruta o escucha casetes que te relajen o distraigan de aquello que te tienta. Cada vez que estés a punto de sucumbir a un antojo, bebe agua y lávate los dientes. Otro recurso es llevar siempre en tu bolsa enjuague bucal y aplicar unas gotas sobre la lengua: es muy probable que dejes de tener el antojo o que el primer bocado te sepa mal y dejes el resto.

El olor de un alimento también puede ser un

desencadenante poderoso, como el olor del pollo frito, del café, de las pizzas. Un paciente solía decir que su cine preferido olía siempre a palomitas de maíz. Piensa que el olor puede ser incluso mejor que el alimento. Recuerdo una tienda departamental que olía siempre a galletas de chocolate, la gente acudía a comprarlas, motivada por el olor, y después se decepcionaban con el sabor. Si no resistes la tentación de comer algo, primero huélelo por un tiempo y después mastícalo despacito, date la oportunidad de saborearlo.

Por lo general, nos sentimos culpables de comer chocolates y nos comemos una bolsa a toda velocidad, sin saborearlos. Si aprendemos a olerlos y a saborearlos, uno puede ser suficiente para dejarnos satisfechos.

XIV

Ultimos descubrimientos sobre el control del apetito

Entender un proceso tan complejo como el apetito no es tarea fácil, ya que están involucrados muchos factores, como los sentidos del olfato, la vista y el tacto, las hormonas (que estimulan ciertas regiones del cerebro) y el proceso sicológico de la satisfacción.

Varios científicos que se han dedicado a estudiar cuáles son las hormonas y las regiones del cerebro que están relacionadas con las sensaciones del hambre y la saciedad han hecho hallazgos sorprendentes.

Nuestros ancestros, que vivían en un mundo donde la comida escaseaba, se dedicaban a la cacería y a la pesca. En cuanto encontraban alimento comían en grandes cantidades ya que no sabían cuándo sería su próxima comida, los que sobrevivían eran los que tenían la mayor capacidad de almacenamiento. Hoy, en cambio, vivimos en un mundo donde abundan los alimentos y quienes tienen esta capacidad de almacenamiento son los más expuestos a padecer sobrepeso, obesidad y varias enfermedades asociadas.

La clave para controlar el apetito está en conocer las hormonas involucradas y aprender a comer para balancearlas.

El olfato y la vista juegan un papel muy importante en las señales de hambre y saciedad que recibe el cerebro, el organismo desea una variedad de sensaciones, por lo que ofrecer una comida atractiva preparada con diferentes sabores, texturas y colores es vital para lograr la sensación de saciedad.

Las papilas gustativas requieren de diferentes sabores por lo que comer una buena ensalada, un plato fuerte con proteínas como carne, pollo y pescado, y un poco de fruta o nieve de agua puede darnos la sensación de saciedad sin que necesitemos de un postre muy calórico como pastel o helado.

David Ludwing, profesor de pediatría de Harvard, descubrió que la temperatura corporal también afecta el control del apetito. Cuando la temperatura baja, las personas tienen hambre, en cambio, cuando están satisfechas su temperatura corporal sube.

Esta es la razón por la que en algunos restaurantes ponen el aire acondicionado muy frío, lo que incita a las personas a comer más. Comenzar tu comida con un caldo de verduras puede aumentar tu temperatura corporal y brindarte la sensación de saciedad. También puedes terminar tu comida con una buena taza de té.

Son varias las hormonas que juegan un papel importante en el control del apetito por lo que encontrar la forma de estimular su producción o suprimirla puede ayudarte a tener un cuerpo delgado y sano.

La grelina

Identificada como la hormona del hambre, se produce cuando el estómago está vacío y afecta tres áreas del cerebro que controlan las respuestas automáticas, los procesos inconscientes y el centro de recompensa donde se generan las sensaciones de placer y satisfacción. Este triple efecto asegura que cuando la producción de grelina se incrementa, aumentan las señales de hambre.

La clave para evitar la producción de grelina está en retrasar el vaciamiento del estómago, lo que se logra con la adecuada combinación de alimentos.

El secreto para retrasar el vaciamiento del estómago está en consumir fibra, proteína y grasa antes que los carbohidratos.

Los carbohidratos como el pan o las galletas no necesitan digestión en el estómago por lo que pasan rápidamente estimulando la producción de grelina y con ello el hambre y la ansiedad. Si los combinamos con proteína como queso, carne o pescado, la proteína necesita del ácido clorhídrico del estómago para ser digerida y tarda de dos a tres horas en pasar por el estómago.

Si además añadimos un poco de grasa como el aguacate o aceite de olvia, las grasas tardan hasta seis horas en dejar el estómago, lo que produce la sensación de saciedad. Y lo bueno es que, para entonces, ya estaremos listos para volver a comer.

Recuerda lo que ocurre cuando a un vaso de agua le

añades un poco de aceite, el aceite se queda en la parte de arriba, lo mismo ocurre en el estómago, las grasas permanecen en la parte de arriba del estómago retardando su vaciamiento.

El doctor David Cummings, profesor de medicina de la Universidad de Washington, ha efectuado varios estudios midiendo cada 20 minutos la concentración de grelina en varias personas y encontró que la concentración aumenta conforme se acerca la hora de la comida.

Mientras la grelina aumenta el apetito, otras tres hormonas producen la sensación de saciedad suprimiendo los efectos de la grelina y se conocen como colecistoquinina (CCK, GLP1 y PYY), estas hormonas se encuentran en el estómago y en la parte superior del intestino.

La CCK es un péptido producido en la parte alta del intestino que viaja por los nervios sensoriales avisando que la comida es suficiente. Se cree que la toronja es una productora de colecistoquinina, de ahí su reputación en el control del apetito.

Cuando consumimos grasas ricas en omega 3 en nuestra dieta, se produce colecistoquinina (CCK) en el estómago, que manda señales al hipotálamo indicando saciedad.

Para aumentar el consumo de omega 3, reemplaza el consumo de azúcar, harinas refinadas, carnes saturadas y aceites refinados, por comidas preparadas con aceite de linaza o borraja, semillas de linaza, chía, nuez, calabaza, girasol, ajonjolí, germen de trigo o vegetales verdes y pescados de agua.

Por último, cuando tu estómago e intestino se distienden, las hormonas GLP1 y PYY mandan impulsos nerviosos al cerebro que evitan el apetito. La clave es aumentar el consumo de fibra y tomar suficiente agua.

Otras hormonas involucradas en el control del apetito son la leptina y la PPAR, receptores que regulan la entrada y la salida de los azúcares y las grasas a las células: después de una comida los ácidos grasos entran a la célula acelerando los motores de quema de grasa, entre más activos mayor es la quema de grasa.

Consumir una alimentación rica en ácidos grasos esenciales favorece la quema de grasa.

Los ácidos grasos esenciales se encuentran en los pescados de agua fría como salmón, arenque, trucha, sardinas y en las semillas de linaza.

Los ácidos grasos esenciales son fundamentales para muchos procesos metabólicos como el funcionamiento del cerebro, el corazón y el sistema inmunológico, y son la materia prima para la producción de hormonas, grasas cerebrales y prostaglandinas.

Los ácidos grasos esenciales nos protegen de los daños causados por las grasas duras, reducen los niveles de colesterol en las arterias, lubrican las articulaciones, limpian el hígado y mantienen el equilibrio hormonal.

La deficiencia de grasas esenciales provoca el retraso del crecimiento, problemas de aprendizaje, mala coordinación, debilidad, edema, adormecimiento en brazos y piernas, pérdida de cabello, erupciones en la piel, degeneración del hígado y riñón, comportamiento alterado, depresión, sudoración excesiva, infertilidad, resequedad en glándulas y mucosas y susceptibilidad a desarrollar infecciones.

Cuando se consumen alimentos que contienen grasas hidrogenadas o grasas trans como frituras, tortillas de harina, galletas o pasteles preparados con margarina o manteca vegetal, los glóbulos blancos, que son los pilares del sistema inmunológico, se vuelven perezosos y sus membranas se vuelven rígidas, lo que reduce las defensas y aumenta el riesgo de infecciones. No es de sorprenderse que el consumo de margarina y aceites hidrogenados esté asociado a una mayor incidencia de diversos tipos de cáncer.

Es importante que usemos grasas que no se hayan utilizado para freír ya que las altas temperaturas desnaturalizan los aceites y destruyen las vitaminas y las enzimas. Por encima de los 150°C las grasas insaturadas se vuelven mutagénicas, es decir, peligrosas para nuestros genes.

Por encima de los 160°C, se forman los peligrosos ácidos grasos *trans*.

La importancia de consumir grasas sanas

Aumentar el consumo de omega 3 tiene grandes beneficios para la circulación ya que:

- Bloquea el proceso de coagulación
- Reduce la contracción de los vasos sanguíneos
- Aumenta la circulación de la sangre
- Reduce los triglicéridos
- Eleva el colesterol bueno, es decir, las lipoproteínas de alta densidad
- Mejora la flexibilidad de las membranas celulares

- Reduce la presión arterial

El cerebro está compuesto en un 60% de grasa, por lo que el tipo de grasa que consumimos es esencial para su buen funcionamiento. La grasa conforma los circuitos de redes eléctricas del cerebro. Es la mielina, que contiene 75% de grasas, la que reviste los nervios, dándoles protección para que transmitan los impulsos eléctricos. Existen enfermedades que degeneran la mielina de las neuronas, como la esclerosis múltiple. Hay estudios que indican que esta enfermedad está relacionada con desarreglos del metabolismo de los ácidos grasos esenciales.

Dentro de nuestro organismo existen dos tipos de grasa almacenada: la grasa parda de color oscuro y la grasa blanca. La grasa parda se acumula alrededor de órganos como pulmones, corazón y vísceras y los protege; representa el 10% de la grasa acumulada en el cuerpo. Es la grasa que consume la mayor cantidad de calorías (un 25%), ya que contiene una gran cantidad de mitocondrias (centrales de producción de energía) que precisamente le dan el color marrón característico. Es una grasa sumamente vascularizada que cuenta con abundante irrigación sanguínea y favorece el aumento del metabolismo y, por consiguiente, la quema de grasa blanca. Para formar grasa parda y aumentar el metabolismo se necesita una dieta rica en ácidos grasos omega 3, pescados de agua fría, chía y semillas de linaza molida.

CPSIA information can be obtained at www.ICGtesting.com
Printed in the USA
BVOW012147290513

321989BV00007B/96/P